U0656426

四象脾土六气调神论

谢　胜　刘园园 ── 著

中国中医药出版社

·北京·

图书在版编目（CIP）数据

四象脾土六气调神论 / 谢胜，刘园园著 . —北京：
中国中医药出版社，2019.10
ISBN 978 – 7 – 5132 – 5665 – 0

Ⅰ . ①四… Ⅱ . ①谢… ②刘… Ⅲ . ①脾胃学说—研
究 Ⅳ . ① R256.3

中国版本图书馆 CIP 数据核字（2019）第 175003 号

中国中医药出版社出版

北京经济技术开发区科创十三街 31 号院二区 8 号楼
邮政编码 100176
传真 010-64405750
赵县文教彩印厂印刷
各地新华书店经销

开本 710×1000 1/16 印张 13 字数 170 千字
2019 年 10 月第 1 版 2019 年 10 月第 1 次印刷
书号 ISBN 978 – 7 – 5132 – 5665 – 0

定价 78.80 元
网址 www.cptcm.com

社 长 热 线 010-64405720
购 书 热 线 010-89535836
维 权 打 假 010-64405753

微信服务号 zgzyycbs
微商城网址 https://kdt.im/LIdUGr
官 方 微 博 http://e.weibo.com/cptcm
天猫旗舰店网址 https://zgzyycbs.tmall.com

如有印装质量问题请与本社出版部联系（010-64405510）

前言

从古至今，"一方水土养一方人"，而叠加运气大司天，则致一方疾病，树一方名医，成一方学术思想。

清·何梦瑶《医碥》："岭南地卑土薄，土薄则阳气易泄，人居其地，腠疏汗出，气多上壅。地卑则潮湿特盛，晨夕昏雾，春夏淫雨，人多中湿……"广西地处低纬度，属亚热带季风气候区，全年日照时间较长，夏长冬短，被称为"炎方"。地势由西北向东南倾斜，呈盆地状，雾露弥漫，瘴气疠毒之邪较盛，又被称为"瘴乡"（见下图）。地卑土薄，故人体阳气容易外泄，气多壅于上；中焦为湿所困，失去伏火之用，所以木、火浮游之邪常在；而下焦则是精亏血虚、气无所依、

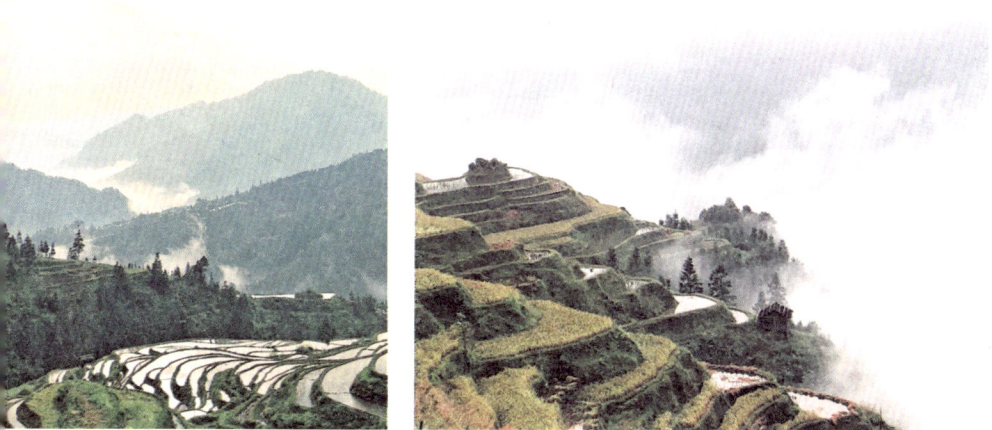

广西地域图

生发无源的状态。因此，广西一年四季中，人们出现如下图中的特征性红外热像图的频率是比较高的，在"五行十态"体质状态分类中，我们归之为"金不及"型体质状态。

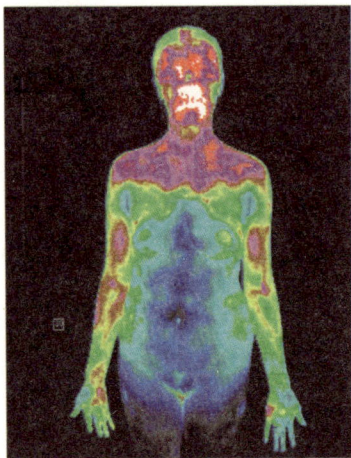

红外热像图

中医强调"体病相关"，因此，临床中很多疾病发病的病机、证型，以及发病趋势也都与这样一种体质状态密切相关。比如我们前期研究发现，广西地区胃食管反流病（GERD）患者中混合性酸碱反流是最常见的类型；我们观察到 GERD 患者的红外热像图表现为督脉上段肺俞至膈俞局部经气郁滞现象会比任脉胸段的经气郁滞现象出现得更早、频率更高。这些都是"木、火浮游"之象，都是"气上壅"所致。

临床中，复杂病机的体质状态偏颇人群居多，给治疗带来难度。用热恐助气为虐，更耗精血，以致"精竭"；用寒则刑伤气阳，"重强"之下"阴火"流散。多年来，笔者在临证中应用东垣方调治疗效甚好。东垣以"中央土以灌四傍"为宗旨，振奋生化之权，制"升阳散火汤""调中益气汤""补脾胃泻阴火汤"等以脾胃为中心的"脾土四象方"。其"脏气法时升降浮沉补泻图"揭示了立足脾胃，即可于四时斡旋阴阳转换、轻拨气机升降之理。由此，我们开始重视"以脾胃为枢的天—地—人"时位辨证观和脾胃"时枢调衡"观。

2011辛卯年，团队引进红外热成像检测技术，以实时动态评估不同气运格局影响下的人体体质状态变化规律。我们观察到：四时脾土主事阶段，显示平和性体质状态的红外热像图出现的概率会明显增加，而在此之前的病变经络失衡状态在此阶段也会得到一定的纠正而趋于相对平衡。这是一个非常有趣也非常重要的发现，它向我们揭示了土的"冲和"之德、"杀机"之用。

由此，我们开始重视土的"杀机"之用，提出"承土杀机"观，并应用于"脾胃治未病"的实践中。一直以来在临床中，我们过多强调"生机"，追求外在的蓄秀，而忽视了"非杀无以卫生"的道理，忘却了这方水土根植于我们内在的枯竭：一个四季如春，"秋老虎""暖冬"几乎成为常态的地域，可谓仅有生、长，而少收、藏，须得苦盼几个运气年才能等来如同2015乙未年或2018戊戌年这样可助人体收藏储备的冷冬。因此，与其苦等冷冬不如善用承土杀机，一年四时之末一十八日可谓养生调补及治疗之"天时"，此于长期生活在岭南之域的人们而言，尤其重要。

基于此，我们构建了"四象承、启之土四时生四脏"模型，并提出"四象脾土和五脏"的脾胃治未病理念，认为"四象脾土"不仅是枢（用）、机（时）的结合，更是一个"时空坐标系"。因此，欢迎来自全国四正四隅之地的治未病同道们，在此模式下依据相应地域气候及人群体质状态特点，结合四时六气变化，在治疗方案、健康管理方案等方面进行探索，使四象脾土和五脏体系进一步丰满，共同推进脾胃治未病建设发展。

谢胜 刘园园

2018年5月30日

编写说明

《四象脾土六气调神论》一书与大家见面了，兹将书中尚为稚嫩或说理不甚明了的部分观点做一说明。

关于土之承启开阖，其中承土"杀机"之用，得益于"脾为死阴"，脾既为死阴自无以开，故启土之用，实赖其余四行之升降浮沉。因此，调土（尤启土）即调相应四象土格局所对应之脏腑气血状态，如临床应用篇中，"芪石升降归元饮释义"文中乾土格局用"引火汤"，即补金水以全乾土之德；"基于四象脾土调九窍之神"文中亦是依据不同官窍之五行体用以加减用药。

本书仍未深入阐明的几个问题，如"四象脾土与六经开阖枢"一节，气运轮转之太过不及，导致不同五行格局出现偏颇，此时的热图可以用"五行十态"体质状态模型描述，亦可用"三阴三阳开阖枢"模型进行解读。"开阖枢"与脾胃土枢相关，而五运六气"南北政"更是向我们揭示了土在气运加临后进行调衡的关键作用。相关内容目前仍在深入探究中。

再如，"基于对GERD酸碱反流中医病机的认识探讨'客土移象'疗法的可行性"，此乃笔者2017年在北疆旅途中看到茫茫盐碱地时有所感悟而写，尚未进行临床研究。

衷心希望同道就以上问题提出宝贵意见，期待听到不同的声音，形成研讨之风。

谢胜　刘园园

2019 年 9 月 27 日

目录

第一章　四象脾土模型构建及其要义

◎第一节　四象脾土理论渊源／3

一、《易经》论"中央"／3

二、《黄帝内经》论脾土／4

三、后世医家论脾土／7

◎第二节　四象脾土模型构建／9

一、脏气法时升降浮沉／9

二、后天八卦定四象／13

三、十二地支演绎承启／17

四、四象承、启之土四时生四脏图／20

五、四象承土杀机之用／21

六、四象脾土四时生四脏／23

◎第三节　四象脾土六气调神内涵释义／30

一、枢机，中央之用／30

二、律·生物钟·神之用不唯"使归一"／51

三、四象脾土"以枢调枢"六气调神／65

第二章　临床应用

◎第一节　四象脾土方药应用 / 71

一、四象病之纲 / 71

二、基于四象脾土和五脏调九窍之神 / 73

三、四象脾土四时六气调五脏用药法要——芪石升降归元
饮释义 / 81

◎第二节　四象脾土与六经开阖枢 / 91

一、六经病即开阖枢病 / 91

二、三阴三阳开阖枢机红外热像图模型的构建及其对六经
辨证论治指导价值初探 / 93

三、六经病欲解时与开、阖、枢 / 107

四、四象承土杀机之用枢转六经之开阖 / 115

五、开阖枢经方 / 118

六、"五行十态"体质状态与三阴三阳开阖枢的相关性
探讨 / 122

◎附：胡杨篇 / 139

第三章　"四象脾土和五脏"脾胃治未病模式

◎第一节　"四象脾土和五脏"脾胃治未病模式的
构建 / 143

一、四象脾土四时和五脏治未病理论构建 / 143

二、基于"四象脾土和五脏"提出"土枢六经开阖"
论 / 145

三、轴轮互运的五行藏象外治疗法 / 145

四、基于"四象脾土和五脏"创新"坤土建中三伏治疗"及"乾土建中三九治疗" / 146

五、基于"四象脾土和五脏"制方"四象归元饮"及"四象脾土膏方" / 147

六、基于"持中央、运四旁"制方"归元启泰饮" / 148

七、"五行十态"体质状态调衡 / 148

八、基于健康家庭为目标的"4P 健康治未病管理"模式 / 150

九、小结 / 150

◎ 第二节　轴轮互运的五行藏象疗法 / 151

一、五行藏象疗法"以象补藏" / 151

二、五行藏象疗法轴轮互运 / 160

三、基于对 GERD 酸碱反流中医病机的认识探讨"客土移象"疗法的可行性 / 168

四、以枢调枢"时枢调衡"观 / 174

五、坤土建中三伏治疗及乾土建中三九治疗 / 180

第一章

四象脾土模型构建及其要义

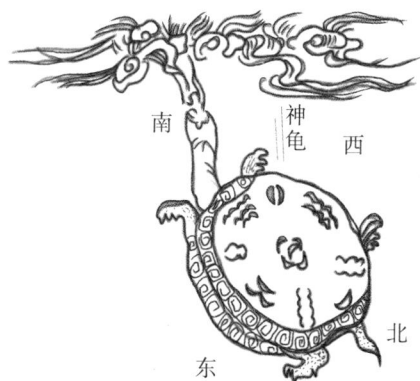

南　神龟　西

北

东

第一节 四象脾土理论渊源

一、《易经》论"中央"

《易·系辞上》:"河出图,洛出书,圣人则之。"传说伏羲氏时,有龙马从黄河出现,背负"河图",伏羲据"图"以成八卦。后有神龟从洛水出现,背负"洛书"献给大禹。河图洛书以数、象(圆之黑白两色)反映时间、空间方位、阴阳气的多寡,此外,将气之升降出入规律寓于其中,对中气、脾胃中枢、脏腑气机升降等认识的形成,以及中医藏象理论与三阴三阳体系的建立均有重要意义。

河洛之数,五皆居中央。蔡邕《月令章句》:"东方有木三土五,故数八;南方有火二土五,故数七;西方有金四土五,故数九;北方有水一土五,故数六。""土五"者,五为河图之母数,成数赖之以生而成。《三命通会》:"兼其土数,五以成之,则水六,火七,木八,金九;土常以五之生数不可至十者,土不待十以成,是生成之数皆五以合之。"对应于河图中一、二、三、四、五为生数,六、七、八、九、十为成数,五行中唯土只用生数,即明土为"中""本""枢"之性。

洛书的图式如《黄帝九宫经》所说:"戴九履一,左三右七,二四为肩,六八为足,五居中宫,总御得失。"洛书之数分列于四方四隅,与中央之数五共同形成了纵、横、斜线上3个数的结构,且3个数之和皆为15。"五居中宫,总御得失",洛书配八卦,独中央五无卦相配,形成"中五立极"。

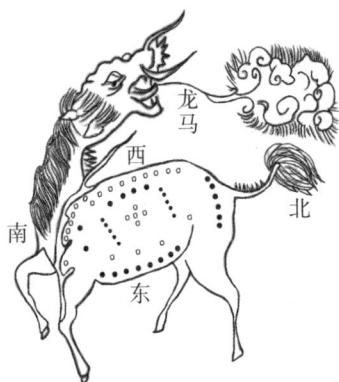
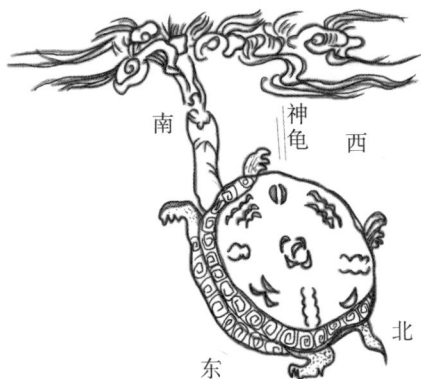

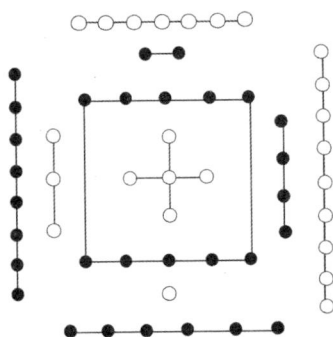
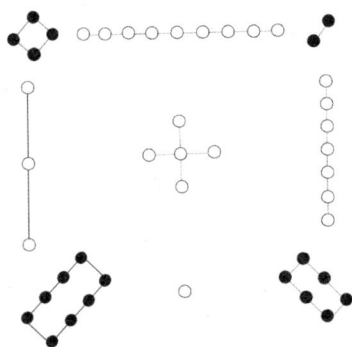

河图   洛书

二、《黄帝内经》论脾土

1.数以征象

"大道至简",驭繁于简即为数。河洛集数而成,此数包罗万象,衍生众"象"。五行之象皆承袭于河洛。《素问·金匮真言论》云:"中央黄色,入通于脾,藏精于脾……其类土……其应四时,上为镇星……其数五……"如前所述,五为河洛母数,乃中央之数、行中央之用;而自然之土有顺厚之性、备化之德,于四时中灌养四旁;于人则应之于脾,"四维之病,悉因于中气"。是以中央、土、脾皆为数五之"象"，黄色、四时、镇星等亦应之。同理，《素问·金匮真言论》云："东方青色，入通于肝，开窍于目，藏精于肝，其病发惊骇；其味酸，其类草木，其畜鸡，其谷麦，其应四时，上为岁星，是以春气在头也，其音角，其数八，是以知病之在筋也，其臭臊。南方赤色，入通于心……其数七……西方白色，入通于肺……其数九……北方黑色，入通于肾……其数六……"正是基于这一思维方式与认知方法，《黄帝内经》构筑了庞大的藏象体系，并确立了"以象测藏"的方法论，逐步完善并形成了一套以五脏为中心的整体观及五脏系统与自然"天人相应"的统一观，以认识自然气候、物候、人体病候的相关性并指导临床实践。

2. 土与四时的配属关系

《黄帝内经》中多个篇章涉及土与四时的配属关系，如《素问·藏气法时论》有"肝主春""心主夏""脾主长夏""肺主秋""肾主冬"；《素问·太阴阳明论》："脾者土也，治中央，常以四时长四脏，各十八日寄治，不得独主于时也。"其中，土存在"主时"与否及主一"季""月""十八日"之不同，即：①一年均分五季，木为首，土居中，对四时置而不论；②以季夏为土；③土制四时不配时日；④土主四时而配四季末月；⑤土主四时而配各季末十八日。基于以上不同认识，后世医家的争论主要集中在两个方面：一年分五季而土主一季之"土主长夏"；一年四季土皆主之的"土主四季"。

刘河间曰："五脏六腑、四肢百骸，受气皆在于脾胃，土湿润而已。"《素问·阴阳应象大论》："中央生湿，湿生土。"可知，"湿"乃中央所生、土所仰仗，无湿不成土。肝"体阴而用阳"，而土体湿则是承中央之用。此外，土用之施无处不有、无时不在，亦所谓"中央"之深意。故《素问·玉机真脏论》有"夫子言脾为孤脏，中央土以灌四傍"，即"承中央之用以用中央"。正因其"中央"之用，故土不得独主于时，其地位也由此与他脏不同而被称之为"孤脏"。可见，"长夏"居五季之中央，是时间之中央，而非用之中央，故担不起"孤脏"之职、"中央土"之能，因此，"土主一季"之说欠完善。

吴瀛洲认为出现"土主四季"和"土主长夏"这一分歧的根源在于《黄帝内经》中存在两套不同的五行模式，即：五行生克模式与河图五行模式。河图五行模式是一种方位四时五行模式：土居中，木、火、金、水分居东、南、西、北；土主四季，木、火、金、水分别配属春、夏、秋、冬。以上五行在方位、时位的对应是此模式的根基，并由此形成了中土为本、为枢，水火南北（上下）交济，木金东西（左右）回还之态势。当将五行配属五脏后，就形成了心上肾下、左肝右肺、脾居于中的方位四时五脏体系。可见，河图方位四时五行模式清晰地阐明了土为"孤脏"、用"中央"、司"中枢"、"生四脏"之理。

《黄帝内经》将土旺于四时中的主事时间定为四季末"十八日"，而非四时季月"三十日"，是因为这样取数可同时兼顾五行生克模式与河图五行模式。张介宾《类经》释："考之历法：凡于辰戌丑未四季月，当立春立夏立秋立冬之前，各土王用事十八日，一岁共计七十二日，凡每季三月各得九十日，于九十日中除去十八日，则每季亦七十二日，而为五行分王之数，总计五七三十五，二五一十，共得三百六十，以成一岁之常数也。"春夏秋冬四季末各十八日为土用事之时，共七十二日，而每季除去十八日则剩余七十二日，一年三百六十日均分为五即是七十二日（《素问·阴阳离合论》有"大小月三百六十日成一岁"，此指太阴历。田合禄认为 360 天是太阳历和太阴历的平均年长度，恰合于周天运行圆轨道的 360°），因此，四季末"十八日"，既兼顾了五行生克模式（一年五行分旺平均），又切合了河图五行模式土（"中央土"）。

三、后世医家论脾土

脾胃学说，发挥于仲景，建立于东垣，充实于叶桂。

《古今医统大全》云："汉仲景著《伤寒论》，专以外伤为法，其中顾盼脾胃元气之秘，世医鲜有知之。"仲景在立法、组方用药、将息法等方面匠心独具，重视脾胃之气的盛衰在疾病传变及预后中的关键作用，主张健脾养胃扶正以祛邪或祛邪而不伤脾胃的治则。据统计，《金匮要略》中使用频次最多的前10位药物中多为补益脾胃之药：甘草（77次）、桂枝（49次）、生姜（42次）、大枣（40次）、芍药（31次）、半夏（29次）、茯苓（29次）、干姜（28次）、白术（23次）、人参（22次）。《古今医统大全》："观其少阳证，小柴胡汤用人参，则防邪气之入三阴，或恐脾胃稍虚，邪乘而入，必用人参甘草固脾胃以充中气，是外伤未尝不内因也。"仲景将息法中如药后饮热粥、禁生冷及久病调补之法均意在顾护和恢复胃气，无不体现了以脾胃为本的指导思想。此外，仲景继承《黄帝内经》"脾不主时"思想，提出"四季脾旺不受邪"，奠定了脾胃在中医治未病中的重要作用。

周慎斋认为，五行中的任一行偏颇，必累及脾胃，中气失和则其生生之用不及，故在慢性病、疑难病的治疗中应重视脾胃调理，他提出："诸病不愈，必寻到脾胃之中，方无一失。何以言之？脾胃一伤，四脏皆无生气，故疾病矣。万物从土而生，亦从土而归。"

叶天士认为："土旺四季之末，寒热温凉，随时而用。故脾胃有心之脾胃，肺之脾胃，肝之脾胃，肾之脾胃。"同时，他提出脾胃分治，创立养胃阴等治胃之法，形成胃阴学说。

黄元御对脾胃气机升降出入理论进行继承与发挥，指出脾胃为脏腑气机升降运动的枢轴。其在《四圣心源》中言："脾升则肾肝亦升，故水木不郁，胃降则心肺亦降，故金火不滞，火降则水不下寒，水升则火不上热，平人下温而上清者，以中气之善运也。"这一认识为其创立"一气周流"理论学说奠定了坚实的基础。

郑钦安在《医理真传》中提出"土为万物之母，后天之四象咸赖焉。不独后天之四象赖之，而先天立极之二气，实赖之也"，故土实为先天之后天、后天之先天了，强调"凡治一切阴虚、阳虚，务在中宫上用力"。

彭子益提出"中气如轴，四维如轮"理论，认为"轴运轮行、轮运轴灵，中医之法无非运轴以行轮、运轮以复轴、轴轮并运三法"。

国医大师路志正，倡导"中庸"，用药谨遵"王道"，擅长调理脾胃，提出"持中央，运四旁；怡情志，调升降；顾润燥，纳化常"的核心学术思想。

李东垣开创了"补土派"，创立了为后世称道的千古名方——补中益气汤，并在此基础上加减，形成"调中益气汤""补脾胃泻阴火汤"等基于脾胃为中央的诸多良方。笔者在临证中，治慢性病、老年病等，皆以"中央灌四傍"为宗旨，以振奋生化之权，起废振颓，常能应手而效。

参考文献

[1] 顾植山.易学模式对《黄帝内经》理论体系形成的影响 [J].南京中医学院学报，1991，7（4）：196-197.

[2] 吴瀛洲.河图五行模式与生克五行模式的比较性研究 [D].济南：山东中医药大学，2012.

[3] 田合禄，田蔚.中医运气学解密 [M].太原：山西科学技术出版社，2007.

[4] 许美凤.《金匮要略》之脾胃观述论 [D].福州：福建中医药大学，2010.

第二节　四象脾土模型构建

一、脏气法时升降浮沉

李东垣《脾胃论》记载："五行相生，木、火、土、金、水，循环无端，唯脾无正形于四季之末各旺一十八日，以生四脏。四季者，辰、戌、丑、未是也，人身形以应九野，左足主立春，丑位是也；左手主

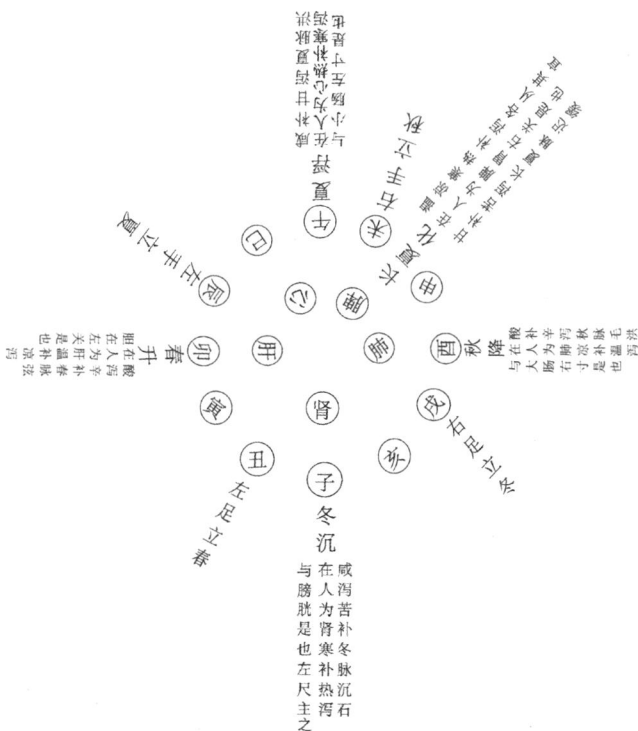

脏气法时升降浮沉补泻之图

立夏，辰位是也；右手主立秋，未位是也；右足主立冬，戌位是也。"

1."人身形以应九野"之象数理

《灵枢·九针论》云："黄帝曰：愿闻身形应九野奈何？岐伯曰：请言身形之应九野也。左足应立春，其日戊寅、己丑；左胁应春分，其日乙卯；左手应立夏，其日戊辰、己巳；膺喉首头应夏至，其日丙午；右手应立秋，其日戊申、己未；右胁应秋分，其日辛酉；右足应立冬，其日戊戌、己亥；腰尻下窍应冬至，其日壬子。六腑、膈下三脏应中州，其大禁，大禁太一所在之日及诸戊己。"（表1-1）

表1-1 "人身九野"与时节对应关系

人身九野	左足	左胁	左手	膺喉首头	右手	右胁	右足	腰尻下窍	六腑膈下三脏
节位	立春	春分	立夏	夏至	立秋	秋分	立冬	冬至	
时位	戊寅己丑	乙卯	戊辰己巳	丙午	戊申己未	辛酉	戊戌己亥	壬子	太一所在之日及诸戊己

古人认为，人之身形九部、天之九野、太乙九宫、八正节气、干支值日彼此关联，此"关联"可揭示病机、可断凶吉，从而指导趋吉避凶。

李东垣曰："人身形以应九野，左足主立春，丑位是也；左手主立夏，辰位是也；右手主立秋，未位是也；右足主立冬，戌位是也。"一年之中，寅卯辰为春三月，巳午未为夏三月，申酉戌为秋三月，亥子丑为冬三月，故四季之末一十八日之土分别对应辰、未、戌及丑月。可知，"辰未戌丑"不仅指时间，同时含空间方位的意义在其中。而"人身形以应九野"之方位四时五行模式实与洛书相契合。

洛书之九野，即戴九履一，左三右七，二四为肩，六八为足。其中，一、九、三、七为奇数，所对应圆点色白为阳，其性清，是因其位为四正；二、四、六、八为偶数，所对应圆点色黑为阴，其性浊，则因其位在四隅。明·张介宾《类经图翼·气数统论》云："洛书之数，分奇偶而言其变，以四正之阳统四隅之阴。"洛书模型集象、数以成，数之为象，其意深远，四正、四隅之数多少不一、圆点之黑白阴阳属性不同，即是言明存在空间方位、阴阳更替、气机升降等诸多差异。其《类经·九卷》又云："九野，八卦九宫之位也。"即东、西、南、北四方，东南、西南、东北、西北四隅及中央。卯午酉子：东南西北四正位，其气纯正，不偏不移，不变气节。寅巳申亥：东北、东南、西南、西北四隅位，其位不正，其性驳杂不专，能从能化。辰未戌丑之性属土，寄居于"四隅"之位。由此，对应于东垣之"脏气法时升降浮沉补泻图"，即脏气法时升降浮沉，四隅之数虽多少不一，却又有共性：皆备土性（丑、辰、未、戌）。土既生万物，其气必驳杂不能专，由此，则能从能化，故寅巳申亥与辰未戌丑偏隅一方，呈动态之象。

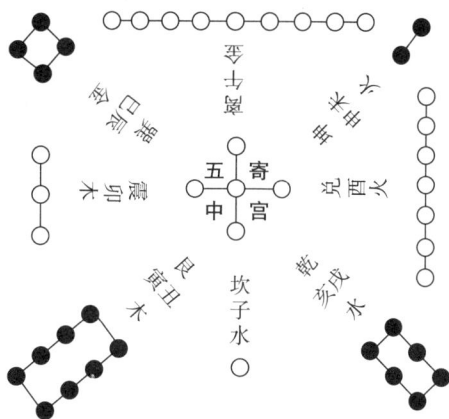

2. 双下肢具"金水"之性，双上肢偏"木火"之性

（1）子午流注的启示

手足十二经脉，内连脏腑、外络肢节，其经气应十二时辰流注，循环无端。①手三阴经：手太阴肺经对应寅时，手厥阴心包经对应戌时，手少阴心经对应午时；②手三阳经：手阳明大肠经对应卯时，手少阳三焦经对应亥时，手太阳小肠经对应未时；③足三阳经：足阳明胃经对应辰时，足少阳胆经对应子时，足太阳膀胱经对应申时；④足三阴经：足太阴脾经对应巳时，足厥阴肝经对应丑时，足少阴肾经对应酉时。

由以上对应关系可知，手三阴经形成"寅午戌"火局，手三阳经形成"亥卯未"木局，足三阳经形成"申子辰"水局，足三阴经形成"巳酉丑"金局。即双下肢寓"金水"之性，而双上肢偏"木火"之性，且其中均含"土"（丑辰未戌）。

（2）红外热像图的启示

Uematsu S. 等人的研究结果显示，身体大部分部位的两侧温差在 0.2～0.5℃，认为原因除了人群的不同外，更可能是由于仪器的稳定性或环境温度波动而产生。Niu 等人的结果和 Uematus 基本一致，温差也是在 0.2～0.5℃之间。多年来应用红外热成像技术对人体经络气血进行检测，临床中我们同样注意到红外热像图常表现为左右热图不完全对称的情况，因此认为：人体双下肢主要反映"水""土""木"的枢转情况（肾之阴阳，脾胃与肝经、胆经、膀胱经的关系），即"水生木"；双上肢反映"木""土""火"的枢转情况（肝、脾胃与心经、心包经、三焦经、小肠经、"心火"、"相火"的关系），即"木生火"。人体气机左升而右降，脾胃斡旋于中，脏腑经络气血流注循环无端，我们认为出现这一常态下"左右失衡"之象是因为双侧下、上肢的左右虽同为水木、木火之枢转，却有着生与藏、长与收的区别。因此，生理状态下左右会存在一定的差异。而病态下，人体气交失常尤其出现"肝肺失和"时，四肢、头面、躯干部左右经络经气失衡的表现会更为明显。

如前所述，李东垣"脏气法时升降浮沉补泻图"秉承河洛与《黄帝内经》，阐释的是不同时间、方位下的阴阳转换和气机升降之理，而以上红外热像图的规律可佐证此图以"脾胃为枢的天—地—人"时位辨证观。①左足主立春：在少阳相火温升之力推动下，脾胃中气斡旋，厥阴风木由土下水中得以生发，实现水木之枢转，此土为丑位之土。②左手主立夏：脾胃中气冲和，肝木发挥其敷和之用，君、相二火温煦升明，实现木火之枢转，此土为辰位之土。③右手主立秋：脾胃中气氤氲，备化之力盈满，肺行肃降之用，木、火之性收，实现火金之枢转，此土为未位之土。④右足主立冬：脾胃中气静定，实现金水之枢转，藏于土下水中，此土为戌位之土。

二、后天八卦定四象

《周易·说卦》云："帝出乎震，齐乎巽，相见乎离，致役乎坤，说言乎兑，战乎乾，劳乎坎，成言乎艮。万物出乎震，震，东方也。齐乎巽，巽，东南也，齐也者，言万物之洁齐也。离也者，明也，万物皆相见，南方之卦也，圣人南面而听天下，向明而治，盖取诸此也。坤也者，地也，万物皆致养焉，故曰致役乎坤。兑，正秋也，万物之所说也，故曰说言乎兑。战乎乾，乾，西北之卦也，言阴阳相薄也。坎者水也，正北方之卦也，劳卦也，万物之所归也，故曰劳乎坎。艮，东北之卦也，万物之所成终而所成始也，故曰成言乎艮。"

《汉书·律历志》："滋萌于子，纽牙于丑，引达于寅，冒茆于卯，振美于辰，已盛于巳，咢布于午，昧暧于未，申坚于申，留孰于酉，毕入于戌，该阂于亥，出甲于甲，奋轧于乙，明炳于丙，大盛于丁，丰茂于戊，理纪于己，敛更于庚，悉新于辛，怀任于壬，陈揆于癸。故阴阳之施化，万物之终始，既类旅于律吕，又经历于日辰，而变化之情则可见矣。"

四隅之卦，艮卦于十二地支对应丑、寅；巽卦对应辰、巳；坤卦对应未、申；乾卦对应戌、亥。

1. 成言乎艮

俞琰《周易集说》云："艮居东北丑寅之间，于时为冬春之交，一岁之气于此乎终又将于此乎始。始而终，终而始，终始循环而生生不息，此万物所以成终成始于艮也。艮，止也，不言止而言成，盖止则生意绝矣，成终而复成始，则生意周流，故曰成言乎艮。"艮卦于十二地支对应丑、寅。

《释名》："丑，纽也；寒气自屈纽也。"《说文解字》："十二月，万物动，用事。《糸部》曰："纽、系也。一曰结而可解。十二月阴气之固结已渐解，故曰纽也。"冬三月亥子丑，此谓闭藏，水冰地坼，无扰乎阳。本生意已绝，然丑月（即十二月），天地阴寒之气凝滞渐开、缠绕渐解，故

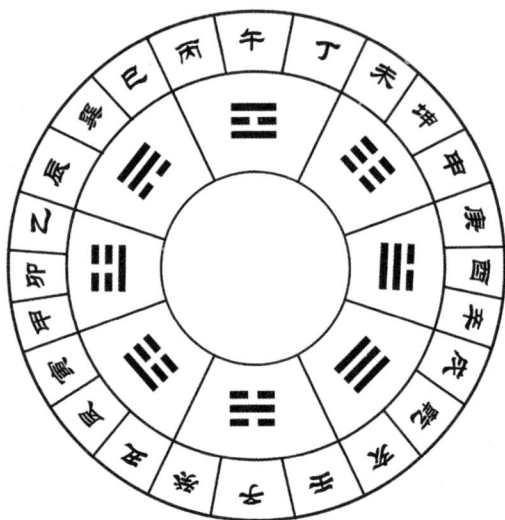

后天八卦与十二地支对应关系图

万物得以"动用事"而有屈曲欲冒之态，笔者理解为此乃"开结破冰"之象也。

《释名》："寅，演也；演生物也。"徐曰："正月阳气上锐，而出阂于宀（mián）也。"阂，闭阻不通。宀，覆盖。丑月阴结渐解，而天地之阴气尚强，犹如"宀"之覆盖之象，故阳不得达，正月阳气萌动，上而出，万物因此开始演绎生化。

可见，丑应于艮卦，是止而复始，寅继丑而应于艮卦，是始而又生，由此，生意周流也！

2. 齐乎巽

巽卦，一阴爻伏在二阳爻的下面，象征伏、顺。一阴爻顺从二阳爻，阴顺从阳是自然之道，所以"前进有利"。巽卦于十二地支对应辰、巳。

《释名》："辰，伸也；物皆伸舒而出也。"辰月天地生气已盛，长气发泄，万物"句者毕出，萌者尽达"，故《律历志》曰：振美于辰。

《释名》："巳，已也；阳气毕布已也。"《增韵》："阳气生于子，终于巳。"天地之一阳初生于子（《说文解字》："午，五月，阴气午

逆阳。冒地而出。""逆",迎也,此时阴气上出于地,而后渐持衡于阳气),可知阳用事至巳而极,此即"阳气之已尽""毕布已"之意,故《律历志》曰:"已盛于巳。"

可见,辰巳应于巽卦,是阳布政、穷极其用以令诸阴,由此,万物洁齐而清明!

3. 致役乎坤

《医原》云:"乾为天,乾之左为坎水,右为兑水,是水行天上也,而非水也,乃水之阴气上升于天也;若阴升于天,而气化之不及,则阴霾四起,而天象变矣。坤为地,坤之左为震之雷火、巽之风火、离之正火,是火出地下也,而非火也,乃火之阳气下降于地也;若阳降于地,而气运之不周,则赤卤不毛,而地象变矣。然论卦象犹虚也,请实征诸时。试观一岁之间,夏至以后,酷暑炎蒸,若非阴气潜生,大雨时行,则大地皆成灰烬矣。"此文蕴意有二:其一,"震之雷火、巽之风火、离之正火,是火出地下也",即言春夏之时,阳布政,穷极其用以"演绎生长",而坤位之时,火之阳气须下降于地中,方可行"长养土气"之用,故言"非火也,乃火之阳气下降于地也"[王冰注:"长夏者,六月也。土生于火,长在夏中,既长而旺,故云长夏也。"即长夏的"时位性"为夏之长(cháng)者,在夏秋之间,长夏的"功用性"为开启火生土之格局,以长(zhǎng)养土气]。其二,阳降于地,须赖阴气潜生,否则火炙之下必成焦土,故曰"若阳降于地,而气运之不周,则赤卤不毛,而地象变矣"。

坤卦为三个阴爻,其阴充盛,则浮游之火得以枢转敛藏,万物由此而庚(更)变。坤卦于十二地支对应未、申。

《释名》:"未,昧也。日中则昃,向幽昧也。"昃,太阳向西。午后太阳西斜,喻盛极而衰。《淮南子·天文训》:"木生于亥,壮于卯,死于未。"此即昧之意。

《史记·律书》："申者言阴用事，申贼万物。"《素问·六元正纪大论》云："阳明所至为司杀府，为庚苍。"申、阳明，皆指金气也，即万物得春夏风木生发之苍化，于此时遇金气而庚（更）变。《史记·律书》云："庚者，言阴气庚万物。"即万物发生庚（更）变须赖"阴气"以成。《素问·阴阳应象大论》云："中央生湿，湿生土。""湿"乃土所仰仗，无湿不成土。夏至后、长夏间（夏至一阴生，此后渐持恒于阳气），土得天地氤氲之气濡养渐厚，坤之阴渐满，足以备"庚万物"之用。

可见，未申应于坤卦，是阴主事，用从革，行庚变，由此，万物致养！

4.战乎乾

乾卦，三个阳爻，于十二地支对应戌、亥。

戌，戊、一也。五行中戊居中宫，土也；一者，一阳也，"戌"从土中含一，阳下入地也。《淮南子·天文训》："戌者，灭也。"灭与威皆为"灭"。威，从火、戌，以威释戌，即：戌月，阳下入地也，地上之火死。此时，地上无火，生机败，万物皆竭，故《史记·律书》云："戌者言万物尽灭。"

《淮南子·天文训》："亥，阂也。"门者，开阖之用。《说文解字》："荄也。"《尔雅·释草》："荄，根。"意指当此之时，能量闭藏于地下以养根。《本义》："乾，健也。"《释名》："乾，进也。"乾卦临阴位（西北方），因阴多凝滞，须赖乾阳之健，生意方得以周行不息。

可见，戌亥应于乾卦，乾卦言"战"、言"阴阳相薄"，火灭于上，阴以主事；阳入于地，行洪炉之炼，赖此太极阴地之鱼眼，则生机不绝！

三、十二地支演绎承启

《三命通会》云："夫一气浑沦，形质未离，孰为阴阳？太始既肇，裂一为三，倏忽乃分，天得之而轻清为阳，地得之而重浊为阴，人位乎天地之中，禀阳阴冲和之气。故此轻清者为十干……重浊者为十二支……天地多正其位，成才于两间者，乃所谓人也……如正月建寅，寅中有艮土用事五日，丙火长生五日，甲木二十日；二月建卯，卯中有甲木用事七日，乙木二十三日；三月建辰，辰中有乙木用事七日，壬水墓库五日，戊土一十八日；四月建巳，巳中有戊土七日，庚金长生五日，丙火一十八日；五月建午，午中丙火用事七日，丁火二十三日；六月建未，未中有丁火用事七日，甲木墓库五日，己土一十八日；七月建申，申中有坤土用事五日，壬水长生五日，庚金二十日；八月建酉，酉中有庚金用事七日，辛金二十三日；九月建戌，戌中有辛金用事七日，丙火墓库五日，戊土一十八日；十月建亥，亥中有戊土五日，甲木长生五日，壬水用事二十日；十一月建子，子中有壬水用事七日，癸水二十三日；十二月建丑，丑中有癸水用事七日，庚金墓库五日，己土一十八日。此十二支按十二月各藏五行为人元，以配四时则春暖秋凉冬寒夏热，如环无端，终而复始，岁功毕而成一年。"

十二支按十二月各藏五行，根据主事力量大小分别为本气、中气、余气，由表1-2我们可以看到以下规律：

表1-2　十二地支藏干表

地支		子	丑	寅	卯	辰	巳	午	未	申	酉	戌	亥
藏干	本气	癸水	己土	甲木	乙木	戊土	丙火	丁火	己土	庚金	辛金	戊土	壬水
	中气	壬水	癸水	丙火	甲木	乙木	庚金	丙火	丁火	壬水	庚金	辛金	甲木
	余气		庚金	艮土		壬水	戊土		甲木	坤土		丙火	戊土

1. 每季三月主事之五行皆遵循相同的次第变化

每季三月主事之五行，都遵循"以阳干为始，次第至阴干，而后阳干不显，阴干退居中气"的次第变化，揭示自然四时变更、阴阳消长的规律。

"甲木为雷、乙木为风；丙火为日、丁火为星；庚金为月、辛金为霜；壬水为秋露、癸水为春霖。"寅为甲木，至卯则乙木为本气，甲木退居中气；巳为丙火，至午则丁火为本气，丙火退居中气；申为庚金，至酉则辛金为本气，庚金退居中气；亥为壬水，至子则癸水为本气，壬水退居中气。而在四时之季月，则阳干不显，阴干退居中气。如丙火为日、丁火为星，在天日薄而星回，可知，丙火胜于丁火，丙火象阳中之阳，丁火象阳中之阴。

2. 每季初月之"中气"行亢害承制之用

如寅月本气甲木、中气丙火，寅主立春，此时天地阳气萌动生发，人体肝气由土下水中而上，甲木为雷，厥阴从乎中气（少阳相火），火之用温煦，则水暖土温木达。又如巳月，本气丙火、中气庚金，火得肺清肃之力则不亢。2015乙未年，大运金不及，二之气主气、客气皆为少阴君火，火炎上而无制，故临床中多见"肺肾失滋"所致口腔溃疡、耳鸣、头痛、面部红热、心烦、失眠等表现。

3. 每季第二月为相同五行的阴、阳干

春应肝，主风；夏应心，主火；秋应肺，主燥；冬应肾，主寒。卯、午、酉、子为四正位，其气纯，主事的木、火、金、水四行之气最旺，故易学又称"四帝王"。

4. 四季月（丑、辰、未、戌）五行象属性为土

亥、子、丑冬三月，丑月所承五行为土、水、金；寅、卯、辰春三月，辰月所涵五行为土、木、水；巳、午、未夏三月，未月所禀五行为土、火、木；申、酉、戌秋三月，戌月所孕五行为土、金、火。一方面，因丑、辰、未、戌处四隅位，故其气不纯，掺和其余四行，但相对于土而言，其他几行力量较弱，故丑、辰、未、戌的五行象属性仍为土；另一方面，我们可以看到，四季之末对应之土即辰、未、戌、丑各自承载着四时相应主事之四行（木、火、金、水）之政令德施，化修丰满四脏。如寅、卯、辰春三月，木气由土下水中生升而振美，故辰土所含五行，中气为木、余气为水；申、酉、戌秋三月，肺行肃降之用，将夏季浮游于外之火收归于土中，故戌土所含五行，中气为金、余气为火。此即《黄帝内经》所谓"四时生四脏"之意，故易学中称此时之土为"四库、四墓"。

5. 戊土己土，燥湿相济

《三命通会》云："戊土为霞。土无专气，依火以生，霞无定体，借日以现，知丙火之为日，则知戊土之为霞矣。是霞者，日之余也，日尽而霞将灭没，火熄则土无生意，故谓之霞也……己土为云……先正曰：天降时雨，山川出云。然则云者，山泽之气也……故甲己合而化土，其气上升而云施；云雷交而作雨，其泽下究而土润。"丑、未为己土，辰、戌为戊土。四象土燥、湿循环相济，由此戊、己升降和合，丑、辰、未、戌四象圆通，以达五行相生、四时更替循环无端。

6. 余气

"余气"承接的是上支之主气，表1-2中，寅、巳、申、亥分别承接丑、辰、未、戌"土"之余气，并将自身主事阶段之本气（木、火、金、水）叠加于其上，从而于丑、辰、未、戌中开启寅、巳、申、亥之格局。如：丑土承接冬季金水之性而涵养肺肾，立春后之土虽禀赋丑土封藏之性，却逢木火之气加临而成寅土格局，从而开启春生之象。由此，春三月之末一十八日之土（即辰土），得以承载并孕化木敷和之体用。可见，脾胃土不仅是人身脏腑气机升降之枢，更是四时顺接承启之枢、阴阳变更调衡之枢，因此才能担当主"中央"、于四时"生四脏"之职。

四、四象承、启之土四时生四脏图

将李东垣"脏气法时升降浮沉补泻图"与十二地支、后天八卦相合，可知一年四时之土有四象之常态：艮土（丑位）、巽土（辰位）、坤土（未位）、乾土（戌位）。卦由阴爻、阳爻组成，揭示脾胃作为枢机随四时阴阳变更而所涵阴阳盛衰、所处阴阳消长状态不同，因此，于四时中所生脏腑不同，体用有别。周慎斋《医家秘奥》云："水有土，则不泛；木有土，则不偏；火有土，则艳艳增光；金有土，而生生不息。而木、火、金、水四物，俱随土而生旺。"

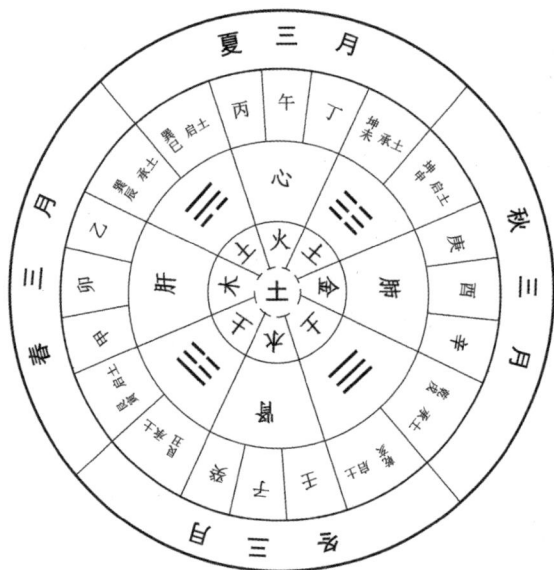

四象承、启之土四时生四脏图

基于此，我们构建了四象脾土即四象承、启两态之土模型，由艮土（丑寅）、巽土（辰巳）、坤土（未申）、乾土（戌亥）组成。其中，寅、巳、申、亥对应春、夏、秋、冬之始，故为四象脾土开启之时，此时之土状态可称为启土；而四季之末一十八日对应之土即辰、未、戌、丑，则各自承载着四时启土之政令德施，从而得以化修丰满四脏，故称之为承土。不承则无以启，不启则无以承，五行相生，木、火、土、金、水能够循环无端，正是得益于四象脾胃"土"之枢机在四时六气更替中不断发挥"承而启之，启而承之"的功用。

五、四象承土杀机之用

《黄帝阴符经》曰："天发杀机，移星易宿；地发杀机，龙蛇起陆；人发杀机，天地反覆；天人合发，万化定基。"张果注："天机张而不生，天机弛而不死。天有弛张，用有否藏。张则杀威行，弛则杀威亡。人之机亦然。天以气为威，人以德为机。秋冬阴气严凝，天之张杀机也，故龙蛇畏而蛰伏。冬谢春来，阴退阳长，天之弛杀机也，故龙蛇悦而振起。天有寒暄，德亦有寒暄。德刑整肃，君之张杀机也，故以下畏而服从。德失刑偏，君之弛杀机也，故奸雄悦而驰骋。位有尊卑，象乎天地。"清·悟元子刘一明注："杀机者，阴肃之气，所以伤物也；然无阴不能生阳，非杀无以卫生。故天之杀机一发，则周而复始，而星宿移转，斗柄回寅；地之杀机一发，则剥极而复，龙蛇起陆，静极又动；惟人也亦俱一天地也，亦有此阴阳也，若能效天法地，运动杀机，则五行颠倒而地天交泰，何则？人心若与天心合，颠倒阴阳只片时。天时人事合而一之，则万物变化之根基即于此而定矣。中庸所谓致中和，天地位焉，万物育焉者，即此也。"

综上所述：①杀机之张弛，天地万物应之以生、长、化、收、藏。弛，《说文解字》："弓解弦也。"张，《说文解字》："施弓弦也。"②杀机者，阴肃之气。虽能伤物，亦可卫生，为终始之要，令生意周流。③人当效天法地，正确"运动"杀机，则可致中和。

《黄帝阴符经》曰："九窍之邪，在乎三要，可以动静"。清·悟元子刘一明注："九窍者，人身上七窍，下二窍也；三要者，耳目口也。人身九窍皆受邪之处，而九窍之中，惟耳目口三者为招邪之要口，耳听声则精摇，目视色则神驰，口多言则气散，精气神一伤，则全身衰败，性命未有不丧者。人能收视，返听，希言，闭其要口，委志虚无，内念不出，外念不入，精气神三品大药凝结不散，九窍可以动，可以静，动之静之，尽是天机，并无人机，更何有邪气之不消灭哉！"窍有开阖，"耳听声则精摇，目视色则神驰，口多言则气散"，故"收视，返听，希言"，则精气神可内守。《素问·上古天真论》有："恬淡虚无，真气从之，精神内守，病安从来？"此即是告诫后人，正确运动"杀机"，从中斡旋，用以冲和，减缓开阖过程中"交争"对人体的消耗。

1. 承土，"杀机"之用

乾天坤地，至午一阴生，此阴乃坤阴，太阴开，则阳明始阖，又渐蓄太阴。杀机之体用，皆源于坤阴（太阴、阳明的相辅相成）。四象之土于四时更替中发挥承、启之功，而其"承土"之用，即可视为"杀机"。土为至阴，土性顺用，土生万物，四季末一十八日之承土，顺承四维五行之偏，伺其化气盈满，以养相应之四脏，故曰土不可独主于时。

2. 非杀无以卫生

四象启土是在承土基础上开启的新格局。寅、巳、申、亥分别承接丑、辰、未、戌"土"之余气，并将自身主事阶段之本气（木、火、金、水）叠加于其上，从而于丑、辰、未、戌中开启寅、巳、申、亥之格局。如：丑土承接冬季金水之性而涵养肺肾，立春后之土虽禀赋丑土封藏之性，却逢木火之气加临而成寅土格局从而开启春生之象。

气、运更迭，若杀机太过，则难启，杀机不及，则易早启。因此，我们强调：四季之末各十八日脾主时，应重视"运动"四象承土杀机之用。

六、四象脾土四时生四脏

启土为土之开，承土为土之恒，二者是递进关系。如春三月，艮寅之启土与巽辰之承土。土性顺用，四季末一十八日之土，顺其启土之用，伺其化气盈满，以养四脏。立春后，艮寅之土开启风木生发之性，"阳和布化，阴气乃随"，而后其末一十八日之土（即巽辰之土）备化木敷和之体用；立夏后，巽巳之土开启君火、相火温煦之性，"阴气内化，阳气外荣"，而后其末一十八日之土（即坤未之土）禀赋火升明之体用；立秋后，坤申之土开启肺金肃降之性，"阳气随，阴治化"，而后其末一十八日之土（即乾戌之土）承载金坚成之体用；立冬后，乾亥之土开启肾水封藏之性，而后其末一十八日之土（即艮丑之土）蕴涵水沃衍之体用。因此，四象启、承两态之脾土，旺于四时六气更替中，枢转天地气机而行春生、夏长、秋收、冬藏之令，调和人体五脏以生肝、心、肺、肾之神机。

1. 艮土枢机主事

艮土枢机主事，寓意阳气来复、推陈致新，承艮丑之土性于艮寅之土中以枢转水木之气，行生发之令。

如前文所述，亥，《淮南子·天文训》："亥，阂也。"门者，开阖之用。《说文解字》："荄也。"《尔雅·释草》："荄，根。"意指当此之时，能量闭藏于地下以养根。十二时辰养生强调，于亥时入睡则人体三焦百脉皆得以休养，即亥时发挥的是肃降之力，使最终弥散于三焦的精、津、相火敛降、收纳，目的则是"降已而升"。

"子时一阳生"，胆气振奋。"厥阴从乎中气（少阳）"，丑时，借少阳相火，肝行疏泄、调达之用，于寅时得以生发，《伤寒论》"六经病欲解时"之少阳主寅、卯、辰三时，正是行生发、温煦之用。

故曰："凡十一脏取决于胆"，即言胆气不降无以摄纳，不升则无以推陈、致新。

艮土主事，枢转水木之气。厥阴风木、少阳相火皆为初生之阳，最忌寒抑，素体阳虚之人，逢太阳寒水加临则多表现为"水寒、土湿、木郁"之象，如红外热像图1。《辅行诀五脏用药法要校注讲疏》云："肝属木，于时应春，其气温，温则水湿化而不燥，故其性柔。""温则水湿化而不燥"，可知，"水寒、土湿、木郁"进一步亦可转化为"下寒上热"而出现"燥"象。

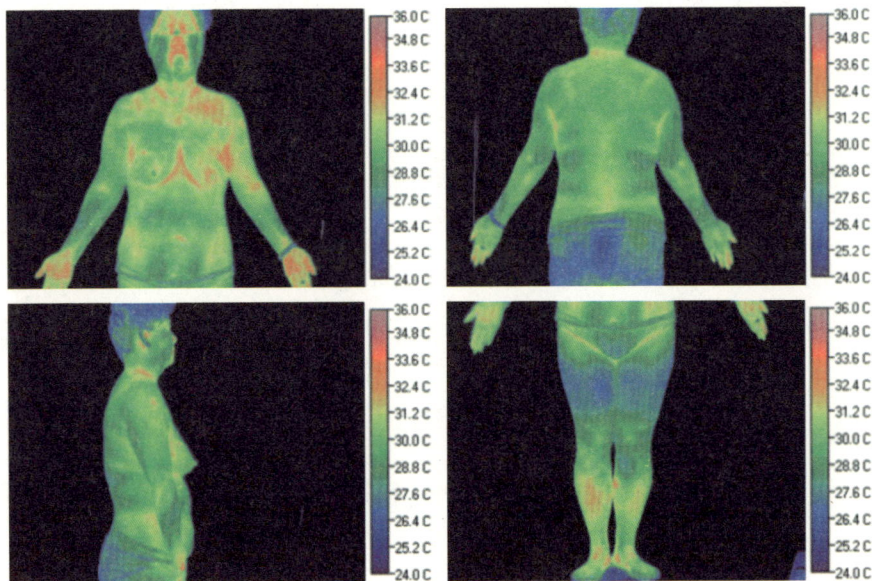

红外热像图1（采集于2012壬辰年初之气，司天太阳寒水主事）

红外热像图1：周身皮温偏低；督脉红外轨迹无显示。

治法：补益艮土，宜温中健脾、暖肝肾、条达生发之气。

方药：清酒煮当归四逆汤合吴茱萸生姜汤加减。

2. 巽土枢机主事

巽土枢机主事，则阳生阴长，承巽辰之土性，于巽巳之土中以枢转木火之气，行生长之令。巽土禀君火、相火温煦之性，主事则阳生阴长。临床中，我们观察到，若巽土枢机不利则阳不生、阴不长，红外热像图往往出现"跳跃式经络感应"现象。2013癸巳年二之气，主气少阴君火，司天厥阴风木，客气太阳寒水加临，天气反常，气温波动较大，人体易发生寒热胜复。素体气阴亏虚之人则由于肾水不能上济心火，心火炎上或引动相火、心肾失交，临床多见口腔溃疡、咳嗽、耳鸣、头痛、心烦失眠、手足心热、畏寒肢冷、骨节疼痛、下肢水肿、小便不利等。此类体质状态人群的红外热像图普遍表现为"跳跃式经络感应"现象，如红外热像图2、图3。我们认为，红外热像图中人体双下肢主要反映"水""土""木"的转枢情况（肾之阴阳、脾胃与肝经、胆经、膀胱经的关系），即"水生木"；双上肢反映"木""土""火"的枢转情况（肝、脾胃与心经、心包经、三焦经、小肠经、"心火""相火"的关系），即"木生火"。而这种"跳跃式经络感应"现象是巽土主事（阳生阴长）这一过程中，由于阴、阳损益的偏重而出现的一类特殊的红外热像图。

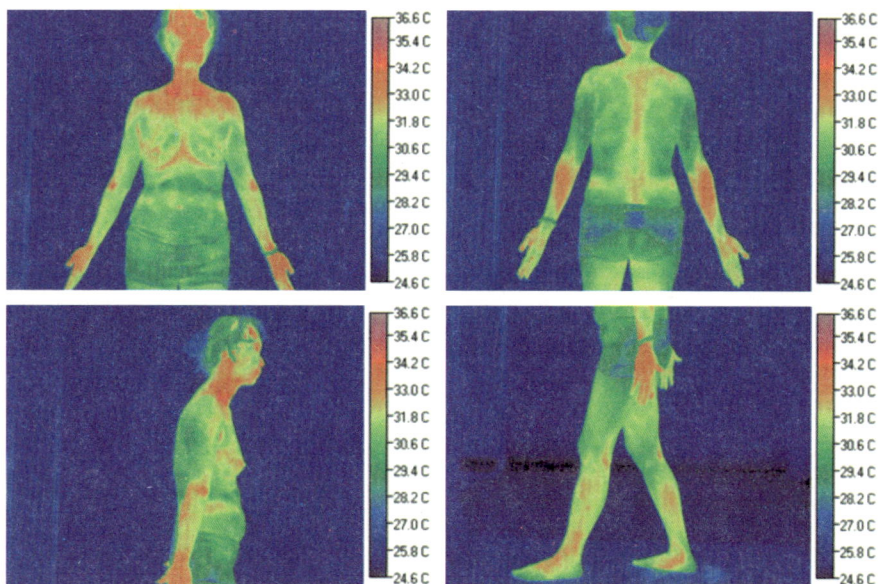

红外热像图2　"水不生木，木不生火，相火已动"

红外热像图2：督脉红外轨迹显示断续，双下肢皮温低，躯干部皮温低，双上肢皮温低，面部、头颈部少阳经循经处局部、手部皮温高。

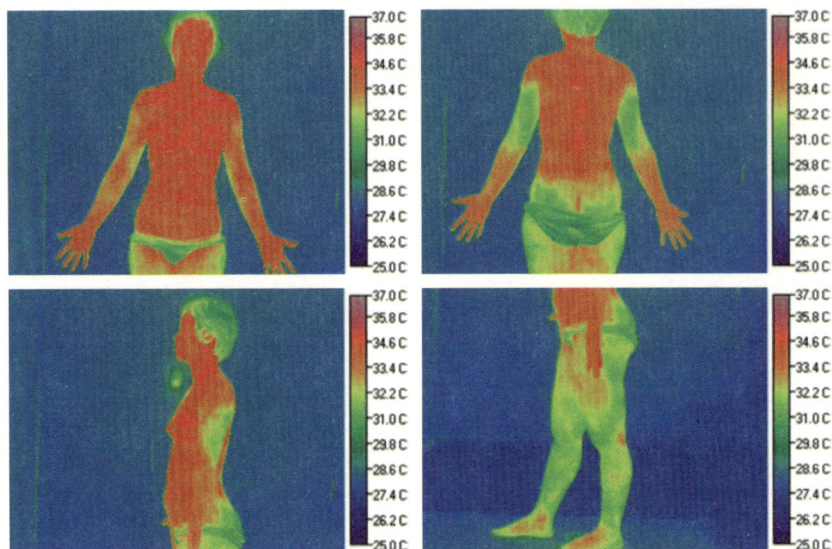

红外热像图 3　"水不生木，郁而化火，相火已动"

红外热像图 3： 督脉红外轨迹显示断续，双下肢皮温低，双上肢、手部皮温高，头颈部少阳经循经处局部皮温高。

治法： 补益巽土，宜益气填精。

方药： 补中益气汤加减。

3. 坤土枢机主事

坤土枢机主事，则阴充盛，肺行肃降之用，承坤未之土性，于坤申之土中以枢转火金之气，行"从革"之令。《黄帝内经》认为肾为先天而脾胃为后天之本，是因脾胃为气血生化之源。而事实上，肺亦为后天之本，是通过行"气血肃降"之用以资先天。临床中，乙年（尤其司天或在泉之气逢少阳相火、厥阴风木、少阴君火）出生之人，体质特点多表现为肝肺失和、肺肾亏虚：皮肤易过敏，月经量少、提前，由于耗散太过而充养不及，故形体偏瘦，平素易上火，女性多于经期前后症状加重（口腔溃疡往往长在舌根部，若出现肝肺失和夹相火时多位于舌边两侧）。2015乙未年一之气，适逢中运金不及，客气风木加临，故"从木化"；司天太阴湿土，加之金燥化不及，气机为湿所郁滞，久而化火。临床多见由"肺失清肃，肝挟相火，横逆犯脾"所致之胃食管反流及消化性溃疡；"火与湿流散于外"则表现为湿疹、痤疮、口疮等；"湿邪壅碍于内"，故胃痞、呃逆、腹胀；"热为湿所阻隔于上部"，故面红、头痛、耳鸣，甚则脑鸣、喉痹、项强、脱发、失眠等。

夏至一阴生，至坤土主事之时，虽尚不盈满，然足以备庚万物之用（注：阴气于亥位方满，之前均为渐蓄阶段），故土呈"坤"象。依据表1-2，此时之土本气为"己土"，即湿土也，言其位以阴用事。坤土主事则五脏之阴渐充盛，利于少阳枢机、尤阳明阖机的枢转。若此时火势仍张，刑伐肺金，则肺失清肃。2013癸巳年四之气，主气太阴湿土、客气少阴君火、在泉之气为少阳相火。《素问悬解》云："凡此厥阴司天之政……四之气，少阴君火司令，四之主气为太阴湿土，故溽暑至。火位南方，自左上升，故湿热相薄，争于左之上。"湿热相搏则碍脾胃，君相迫于上致肺失清肃、肺肾失交，如红外热像图4。

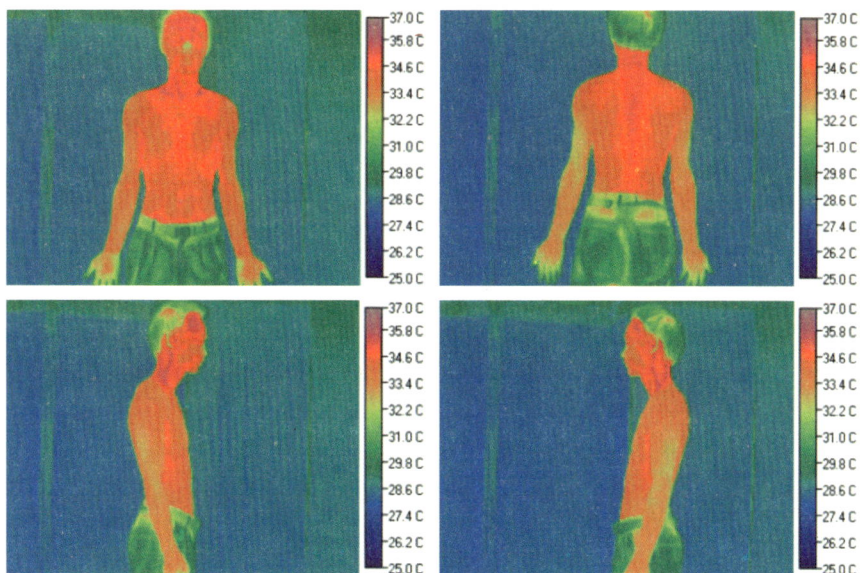

红外热像图4（采集于2013癸巳年四之气，客气少阴君火，在泉之气为少阳相火）

红外热像图4：督脉红外轨迹显示弥散；头颈部少阳经循经处皮温高。

治法：补益坤土，宜滋养肝肾、健脾补肺、清泄相火。

方药：当归芍药散加减。

由此，脾阴足则不成焦土，肺金行肃降之令，上半年浮游于外之精血阳气得以内敛。

4.乾土枢机主事

乾土枢机主事，则阳收阴藏，承乾戌之土性，于乾亥之土中以枢转金水之气，行"封藏"之令。乾土何意？《康熙字典》云："《唐韵》古寒切；《集韵》《韵会》《正韵》居寒切，音干，燥也。"

依据表1-2，此时之土本气为"戊土"，燥土也，言其位以阳用事。

立冬后，天气降，地气藏，人体血气阖于内。《黄帝内经》之"冬伤于寒，春必病温"与"冬不藏精，春必病温"皆指藏令太过、不及或可引发伏气，于来年春季，被疫毒时气引动而发生温病。藏令太过则失乾健之用，藏令不及则精竭。因此，乾土蕴涵肾水封藏之性，主事则阴藏阳收。

2011辛卯年，大运水不及，在泉之气为少阴君火，《素问·五常政大论》云："涸流之纪，是谓反阳，藏令不举。"以上气、运特点直接影响了乾土枢机的正常枢转，故在五之气（客气为厥阴风木）、末之气（客气少阴君火）阶段，临床中患者多诉：咽干、目眛、手足心热、失眠多梦、头晕头痛、腰膝酸痛、乏力、下肢寒等。而红外热像图普遍表现为"上盛下虚"之象（红外热象图5）：面部、头颈部少阳经循经处、手皮温高，脘腹部、腰背部、下肢皮温低，提示下元失摄，阴火外达，少阳枢机及阳明阖机不利。

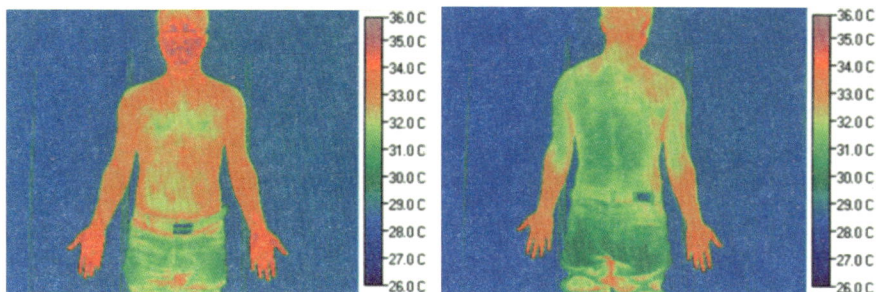

红外热像图 5 （采集于 2011 辛卯年年末之气，客气及在泉之气均为少阴君火）

红外热像图 5：督脉红外轨迹无显示；头面部、手部皮温高。

治法：补益乾土，宜固精培元。

方药：炙甘草汤加减。

参考文献

[1] Uematsu S, Edwin D H, Jankel W R, et al. Quantification of thermal asymmetry. Part 1: Normal values and reproducibility.[J]. Journal of Neurosurgery, 1988, 69（4）:552-555.

[2] Niu H H, Lui P W, Hu J S, et al. Thermal symmetry of skin temperature: Normative data of normal subjects in Taiwan[J]. Chinese medical journal; Free China ed, 2001, 64（8）：459-68.

[3] 谢胜，刘园园，梁谊深，等. 四象脾"土"模型及其在四时六气"以枢调枢"和五脏的应用 [J]. 世界中医药，2015，10（8）：1177-1181.

[4] 谢胜，刘园园，梁谊深，等. 运气经络红外热成像在胃食管反流病辨证分型及方药的应用探索 [J]. 江西中医药，2014，45（8）：19-21.

第三节　四象脾土六气调神内涵释义

一、枢机，中央之用

枢，米（木门门轴）、区（区，确保门轴运转的凹槽）。古代没有门轴合页，门轴上下出头，上部门头、下部门墩都有凹槽，门轴可以在槽内转动。

门的"开"与"合"是运动方向完全不同的两种状态，门轴发挥的是制衡、承而后再启的作用。对应于人体，枢则是顺接、透转人体阴阳的关键，是庚变之要。《素问·六微旨大论》："出入废则神机化灭，升降息则气立孤危。"可见，枢有两层含义：①气机"出、入"之枢，即孔窍：口、鼻、眼、耳、前后二阴、皮肤腠理等；②气机"升、降"之枢，如脾与胃、肝与肺、心与肾、肝与胃、脾与肺等。

机为发射弓弩的扣板。孔颖达言："枢谓户枢，机谓弩牙。"《庄子·至乐》："万物皆出于机，皆入于机。"即事物变化之所由也。故以为，机为时间概念。

可见，枢旨"用"，是顺接、透转人体阴阳的关键，为庚变之要；机乃"时"。《易·系辞上》云："言行，君子之枢机，枢机之发，荣辱之主也。"王弼注："枢机，制动之主。"即"枢机"蕴意"用"与"时"相合。

枢机之为用，中医文献中始见于《素问·阴阳离合论》："三阳之离合也，太阳为开，阳明为阖，少阳为枢……三阴之离合也，太阴为开，厥阴为阖，少阴为枢。"正所谓"气有多少，异用也"，阴阳之气既有量之差异，必有用之不同，"用"即其数（量）所应之"象"也，而"开、阖、枢"则是其"用"之具体体现。基于三阴三阳开阖枢理论的认识，张仲景构建了《伤寒论》六经辨证体系，形成了一种合阴阳、脏腑、经络、气血为一体，熔时空变化为一炉的辨证思维，我们认为，这同时也是枢（用）、机（时）在辨证论治应用中的一套相对完善、系统的辨证模型；后世医家更是从经络、脏腑两个角度对枢经生理功能、病理变化、病因病机、治疗方法不断完善，形成了"枢经学说"；《黄帝内经》对脾胃"中央"之用的阐释，促使李东垣、黄元御等医家重视调理脾胃，而枢机发挥的正是中央之用，故形成"脾胃枢"为中心的脏腑辨证论治理论。唐军伟等提出"肝为枢机"，认为肝既为阴阳之枢，亦为气机升降出入之枢，其枢转交接的功能体现在升发元气、水谷精气、营卫之气及协调下降肺气、六腑浊气；丰广魁则认为大凡表里之间（少阳之罅）、上下之间（咽喉、中焦）、前后之间（身侧、胁），俱可谓之枢机。而另一方面，后人在《黄帝内经》提出"法天则地，合以天光"施治原则的基础上，又日臻完善了"时补"理论，即中医时间医学、择时治疗等借天时以行补泻的法要，并将其应用在临床实践中，认为可以事半而功倍，具体应用包括：五运六气理论、子午流注及灵龟八法、《伤寒论》六经病欲解时、三伏及三九治疗、时令膏方、二十四节气养生等，此即"时枢"调治。

　　基于此，枢机无处不在，如窍枢、关节枢（寰枢关节、髋关节）、枢穴（五枢穴，为带脉气血外出五方及五方气血内聚带脉的门户；环跳穴别名髀枢，跳者，阳之健也；关元穴别名持枢、五城，即阴脉之海濡养五脏；悬枢，即阳明之海通灌督脉上下及腰脊各部；天枢穴、中枢穴等）、五脏生克制衡之枢（胃纳脾运、肝升肺降、心肾水火既济）、四象启承之土枢、气运自衡之枢等。

（一）土枢

1. 土之藏象及其体用探析

《素问·阴阳应象大论》云："中央生湿，湿生土，土生甘，甘生脾，脾生肉，肉生肺，脾主口。其在天为湿，在地为土，在体为肉，在脏为脾，在色为黄，在音为宫，在声为歌，在变动为哕，在窍为口，在味为甘，在志为思。思伤脾，怒胜思；湿伤肉，风胜湿；甘伤肉，酸胜甘。"

（1）土之藏象，"在藏为脾，氤氲之象"

土，厚德载物者也，《说文解字》："地之吐生物者也。'二'象地之下、地之中，'丨'物出形也。"

东、南、西、北四方，土居中央，肝、心、肺、肾四脏，脾居中焦，枢转气机、通达上下。《四圣心源》："四维之病，悉因于中气。中气者，和济水火之机，升降金木之轴，道家谓之黄婆。"

《易》："天地氤氲，万物化淳。"《康熙字典》："氤氲，气也。"即氤氲为"气"，且此气可化万物。

因，沿袭承接也。氤，从气从因，即具承启之用之气。

日，《博雅》："君象也。"《说文解字》："实也。太阳之精不亏。"《释名》："实也，光明盛实也。"《说文解字》："皿，饭食之用器也。上象其能容，中象其体。下象其底也。""显"，从日从皿，天为乾为君，地为坤为承载之皿，天覆地载而成"仁"。《说文解字》："显，仁也。"《康熙字典》："果核中实有生气者亦曰仁。"果仁即涵承启之用之气。《六书正讹》："元，从二从人。仁则从人从二。在天为元，在人为仁。人所以灵于万物者，仁也。""氲"，从气从显，天地交感和合之气，此气为"生气之元"。

故，"氤氲"，阴阳二气交会和合，万物孕育。

《素问·六微旨大论》云："言天者求之本，言地者求之位，言人者求之气交。帝曰：何谓气交？岐伯曰：上下之位，人之居也。"天覆地载，形气相感而万物化生，气交之中，毛虫、羽虫、倮虫、鳞虫、介虫应气运而繁育，或静或育，或耗或不成，人为倮虫之长，五行属土。

可见，氤氲为"气"且此气可化万物。土备厚德载物之性，脾为人体后天之本，皆归之为"土"，皆具氤氲生化之象。

（2）土之体用，"中央生湿，湿生土"

"中央生湿"，湿乃热蒸水化中所生之气，亦为天地氤氲之气。"湿"乃土所仰长，无湿不成土。刘河间曰："五脏六腑、四肢百骸，受气皆在于脾胃，土湿润而已。""肝体阴而用阳"，土体湿而用中央，土用之施无处不有，无时不在，即所谓"中央"之深意。

《素问·太阴阳明论》云："脾不主时，何也？岐伯曰：脾者，土也，治中央，常以四时长四脏，各十八日寄治，不得独主于时也。"肝应春、心应夏、肺应秋、肾应冬，而脾不独主于时，寄治于四时六气更替中，枢转天地气机而行春生、夏长、秋收、冬藏之令，调和人体五脏以生肝、心、肺、肾之神机。

《素问·玉机真脏论》云："脾脉者土也，孤脏以灌四傍者也……善者不可得见，恶者可见。"四时之中皆有土气，因此，四时四脏之脉亦得脾胃濡润滋养而表现为从容和缓，"春胃微弦，夏胃微钩，长夏胃微软弱，秋胃微毛，冬胃微石"，若"弦多胃少，钩多胃少，弱多胃少，毛多胃少，石多胃少"，则为病脉。

《素问·气交变大论》云："变生得位……病腹满、溏泄、肠鸣。"所谓"变生得位"，并非只是再次强调土无固定的时、位，而是旨在说明土的"中央"之用：凡四时六气更替中，出现"腹满、溏泄、肠鸣"等土湿为邪的症状，即可认为是其"得位"之时，与上文之"善者不可得见，恶者可见"异曲同工。

张介宾《类经图翼》云："知五之为五，而不知五者之中，五五二十五，而复有互藏之妙焉。"即所谓"五行互藏"。"五行互藏"指五行的任何一行中又皆有五行可分，是五行学说的发展与延伸。在天，用以说明多层次和无穷可分的空间物质结构和属性；在人，用以说明"各脏之中，必各兼五气"的深层内涵。

《素问·阴阳应象大论》云："东方生风，风生木……在色为苍……在味为酸……南方生热，热生火……在色为赤……在味为苦。"中央为土，土用"中央"，东、南、西、北四方中各涵土性，禀生、长、化、收、藏而土之体不同，其用各异，称之为"五方之土"。

我国山西、陕西、河北等省的广大地区都是黄土，黄土土质均匀、松软易碎、孔隙很多；东北地区黑龙江、吉林中部都是黑土，垦种以前都有"生、冷、潮"的缺点（"生"是指能直接被作物利用的速效养分少；"冷、潮"是指土温上升慢、土壤水分过多）。白土是指黄土高原以西的地区，包括新疆、青海、甘肃河西走廊的含钙土壤；青土指的是东部沿海冲积平原的土壤；红土指的是我国长江以南和西南各省亚热带、热带地区，以及我国华南地区的土壤。

2. 土之三态

人生于天地之中，其生理特点、病理变化及体质特征的形成同样根植于天地的影响。五行之治各有太过、不及，而阴阳之气根据所含阴阳的量又分为三阴三阳，因此，年运更替及六气轮转所形成的气运格局不同。"气有多少，形有盛衰，上下相召而损益彰矣"，故感应于人体之脾土有三态，即：备化之土（常态之土）、卑监之土及敦阜之土（病态之土）。既非太过，又非不及，谓之平气，平气之下，五行之气施用冲和。《素问·五常政大论》云："备化之纪，气协天休，德流四政，五化齐修。其气平，其性顺，其用高下，其化丰满，其类土，其候溽蒸，其令湿。"备化之土气厚性顺，禀其湿润溽蒸之体，承载四时生、长、收、藏之政令德施，从而化修丰满四脏。

《素问·五常政大论》云："帝曰：其不及奈何？岐伯曰：……土曰卑监……卑监之纪，是谓减化。化气不令，生政独彰……草木荣美，秀而不实，成而秕也。其气散……其动疡涌分溃痈肿……其主飘怒振发……其病留满痞塞，从木化也。"诸己年，若土湿之性绝竭，则四脏之化皆空而成秕。土虽卑少，犹监万物之生化，土厚而化气盈满，土薄则痞而"从木化"。

《素问·五常政大论》云："帝曰：太过何谓？岐伯曰：……土曰敦阜……敦阜之纪，是为广化……至阴内实，物化充成……其变震惊飘骤崩溃……其病腹满，四肢不举。"2014甲午年四之气，主气、客气皆为太阴湿土，且中运土太过，皆致土之阴敦实，湿困土壅，阴不运、阳不升、火不伏，因而致"痞"。常见临床症状及分析如下：

《素问·太阴阳明论》云："帝曰：脾病而四肢不用，何也？岐伯曰：四肢皆禀气于胃，而不得至经。必因于脾，乃得禀也。今脾病不能为胃行其津液，四肢不得禀水谷气，气日以衰，脉道不利，筋骨肌肉，皆无气以生，故不用焉。"土本可伏火，今土壅而格拒火于上，灼肺之气阴，故口鼻干燥、咳嗽、痰黄难咯、大汗、气短乏力、胸闷；火不降，则下元失煦，故畏寒；土壅木郁，与浮游之火相煽故手足心热、胃脘至胸骨后灼热、胁肋部胀痛等。

敦阜之土案例："少阴寒化、太阳开机不利"型胃食管反流病红外热像图特点及方药应用

下图采集于 2013 癸巳年二之气：

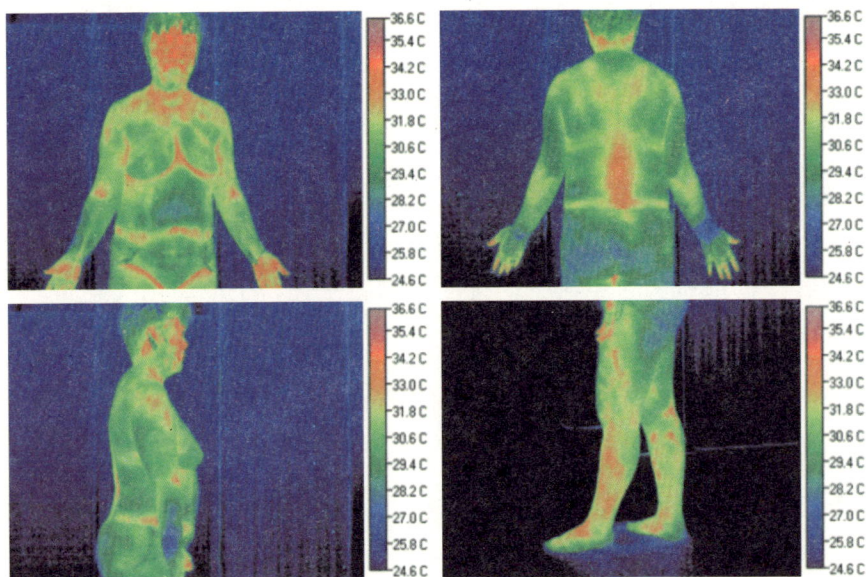

红外热像图特点：督脉红外轨迹显示断续或无显示；周身皮温偏低；头颈少阳经循经处皮温低；可伴面部及手劳宫穴局部皮温略高。

中医病机提示：下元虚寒，生气欠振，脾胃枢机不利。

病机分析：癸巳年二之气，主气少阴君火，逢客气太阳寒水加临，易发生寒热胜复，临床中"少阴寒化、太阳开机不利"型胃食管反流病患者往往表现为畏寒肢冷、肩背骨节疼痛、甚则下肢水肿等。图中四肢、脘腹部、背腰部皮温低、督脉红外轨迹断续，均提示中下焦虚寒、生气欠振，是"水寒木郁土湿"所致的"水不生木""木不疏土""木不生火"之象。而面部及双劳宫穴局部皮温略高，则咎于阳不生、阴不长，阴火外达。

治法：温补肝肾，和脾胃枢机。

方药：温经汤加肉桂。

吴茱萸逐寒行滞、桂枝温振肝阳、肉桂温固下元、红参温健中焦，四者共奏化"水寒"，达"木郁"，开"太阳"，解"土壅"之效。白芍味酸性寒，制桂枝、吴茱萸之辛；当归、阿胶养血填精，使阳有所依，以助固摄；半夏辛开苦降，携麦冬以和阳明阖机。

（二）土枢与五脏生克制衡之枢

气的运动称之为"气机"，包括升、降、出、入四种形式，是宇宙万物演绎生化的内在动力及普遍规律。《素问·六微旨大论》云："岐伯曰：气之升降，天地之更用也。帝曰：愿闻其用何如？岐伯曰：升已而降，降者谓天；降已而升，升者谓地。天气下降，气流于地；地气上升，气腾于天。故高下相召，升降相因，而变作矣。"若出入废、升降息，则万物化灭，故又曰："出入废则神机化灭，升降息则气立孤危。故非出入，则无以生长壮老已；非升降，则无以生长化收藏。是以升降出入，无器不有。故器者，生化之宇，器散则分之，生化息矣。"

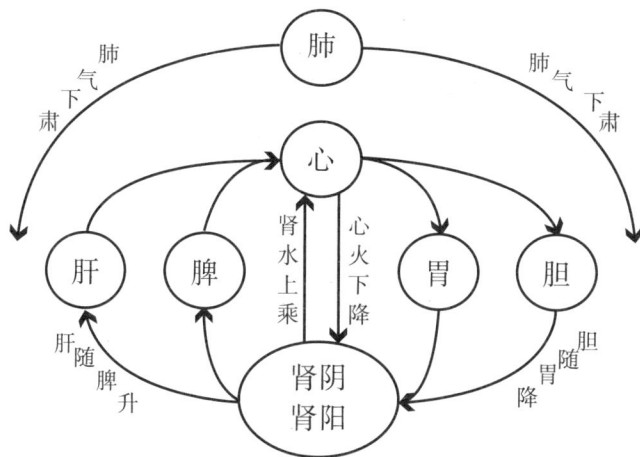

《伤寒论·序》："夫天布五行，以运万类，人禀五常，以有五脏。"人法于天地，"胃纳脾运""肝升肺降""心肾水火既济"等，脏腑气机

（升、降、出、入）贯穿了人体整个生命活动：

其一，《素问·玉机真脏论》云："脾为孤脏，中央土以灌四傍。"《灵枢·五味》云："胃者，五脏六腑之海也，水谷皆入于胃，五脏六腑皆禀气于胃。"脾胃以膜相连，同居中焦，为气血生化之源，传化精微以灌四旁，濡养周身脏腑、经脉、官窍、形骸，故为后天之本。

其二，脾主升清。《素问·经脉别论》云："饮入于胃，游溢精气，上输于脾。脾气散精，上归于肺，通调水道，下输膀胱。水精四布，五经并行，合于四时五脏阴阳，揆度以为常也。"胃主降浊，以通（出）为用。《素问·五脏别论》云："夫胃、大肠、小肠、三焦、膀胱，此五者，天气之所生也，其气象天，故泻而不藏，此受五脏浊气，名曰传化之腑，此不能久留，输泻者也……所谓五脏者，藏精气而不泻也，故满而不能实。六腑者，传化物而不藏，故实而不能满也。所以然者，水谷入口，则胃实而肠虚；食下，则肠实而胃虚。故曰实而不满，满而不实也。"

其三，脾胃一升一降，斡旋出入，对周身脏腑、经络、官窍、形骸之气的交感沟通具有重要调节作用，故而为肝、心、肺、肾等脏腑气机升降出入之枢。《医学求是》云："土位于中，而火上、水下、左木、右金。左主乎升，右主乎降。五行之升降，以气不以质也。而升降之权，又在中气……故中气旺，则脾升而胃降，四象得以轮旋。"即指出脾胃气机升降出入对其他四脏的斡旋。脾气出升，则肝肾气升，肝升则心火旺；胃气入降，则心肺气降，肺降则肾水生，上下交通，即朱丹溪《格致余论》中言："脾具坤静之德而有乾健之运，故能使心肺之阳降，肝肾之阴升。"故脾胃气机升降出入正常，则水随肝木出上济心火，火随肺金降下温肾水，水火既济，天地交泰。

岁运以春为首，春（肝）气出升，万物发陈，欣欣向荣；至夏（心）气炽盛，万物蕃秀，郁郁葱葱；秋（肺）气肃降，万物容平，萧瑟肃杀；冬（肾）气沉伏，万物闭藏，固密蛰伏。而春生、夏长、秋收、冬藏的四季代序能正常轮转皆取决于"中"，如《素问·六微旨大论》之"成败倚伏游乎中"，此"中"即指脾胃所发挥的承启之用。《素问·太阴阳明论》云："脾不主时何也？岐伯曰：脾者土也，治中央，常以四时长四脏，各十八日寄治，不得独主于时也。"脾胃寄于四季之末，承启四季之更替，若脾胃气机升降出入失常，则无以"生长壮老已"、无以"生长化收藏"，即无出则春不生，无升则夏不长，无降则秋不收，无入则冬不藏，万象皆灭。

可见，人体脏腑气机（升、降、出、入）是维系生命活动之关键，肝升肺降、心肾水火既济，而脾胃斡旋于中，以"冲和"之德舒缓其余四脏之太过、不及，从而实现"气归于权衡""以平为期"。肝、心、肺、肾四脏之中各藏脾土，因此，扶助四脏所藏之土，可冲和五脏枢机。

而四脏之气机太过、不及反过来也会影响脾胃枢机的"冲和"之德，如"肝升太过"则肝脾失和，"肺失清肃"则胃失和降，"火乘土位"则脾胃卑监，"水流衍"则脾胃困顿。

因此，枢机体现的是脏腑间生克制衡关系。故，枢机不利则疾病丛生。四象启承之"土枢"不利，可由五脏生克制衡之任一枢机（胃纳脾运、肝升肺降、心肾水火既济）失和所致，亦可导致五脏生克制衡之任一枢机失衡，进而影响人体气机的四时更替。

案例："肺肾失交"型胃食管反流病红外热像图特点及方药应用

下图采集于 2013 癸巳年一之气：

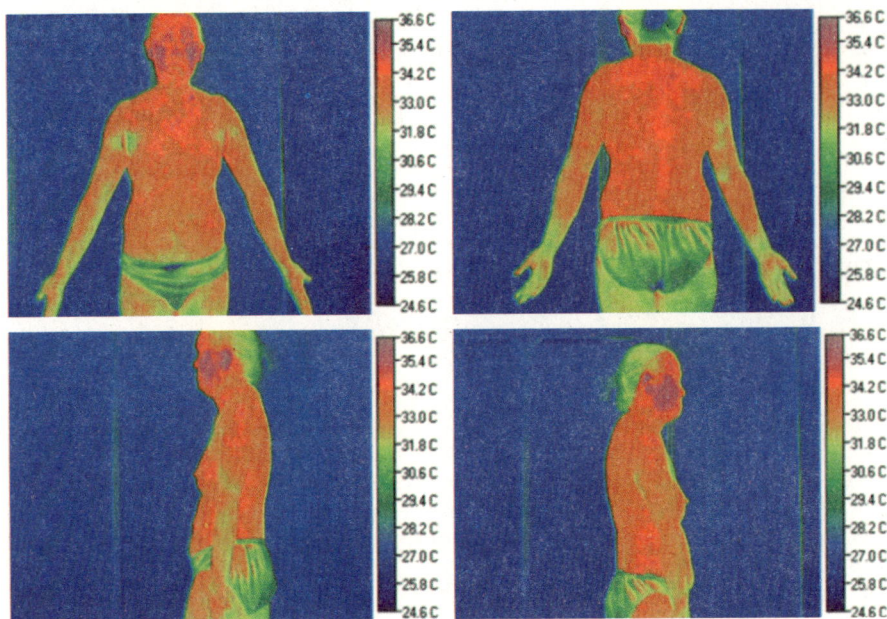

红外热像图特点：督脉红外轨迹显示断续，弥散；面部及头颈部少阳经循经处皮温高；督脉上段局部皮温高。

中医病机提示：肝肾精血亏虚，肺肾失交，脾胃枢机不利。

病机分析：癸巳年惊蛰节气后，红外热像检测中仍可看到部分肝肺失和型热图（以头颈少阳经循经处局部左右经气失衡为主），但肺肾失交型热像图病例则显著增加，尤其在每日午时后，提示下元失摄，精血阳气不得内敛。阳明为多气多血之经，且头为诸阳之会，素体肺肾亏虚之人在午后（一日分四时，午后对应秋季，应肺脏，主肃降），由于"阴不涵阳"故气血当降而不降，郁滞于头面阳明经循经处局部。故患者主诉午后反流症状明显，同时伴面部发热、头胀痛、汗多、乏力、寐差、血压波动等症状。

治法：建中和营、补益肺肾，和脾胃枢机。

方药：二加龙牡汤合滋肾丸加减。

（三）土枢与气运自衡之枢

《黄帝内经》五运六气理论，是以天人合一的整体观为指导，以阴阳五行理论为基础，以天干地支符号作为演绎工具，推论气候、物候、病候变化，探索自然现象与生命现象共有的周期规律。

张景岳《类经·运气类》云："天地有五运之郁，人身有五脏之应，郁则结聚不行，乃致当升不升，当降不降，当化不化，而郁病作矣。"在常规的五运更替及六气轮转过程中，"太过""不及"或可使天地气机升降不前、气交有变而生郁滞，进而感应于人体出现人体气交之变（人体气交包括脾升胃降、肝升肺降、心火与肾水互济等）。"亢害承制"是运气自衡机制的核心理论，上半年的异常多在下半年承制，当年内的气化失常多在当年内调整。

《素问·六元正纪大论》云："帝曰：善。五运之气，亦复岁乎？岐伯曰：郁极乃发，待时而作者也……帝曰：其发也何如？岐伯曰：土郁之发，岩谷震惊，雷殷气交，埃昏黄黑，化为白气，飘骤高深，击石飞空，洪水乃从，川流漫衍，田牧土驹。化气乃敷，善为时雨，始生始长，始化始成。故民病心腹胀，肠鸣而为数后，甚则心痛胁膜，呕吐霍乱，饮发注下，胕肿身重。云奔雨府，霞拥朝阳，山泽埃昏。其乃发也，以其四气。云横天山，浮游生灭，怫之先兆。金郁之发，天洁地明，风清气切，大凉乃举，草树浮烟，燥气以行，霜雾数起，杀气来至，草木苍干，金乃有声。故民病咳逆，心胁满，引少腹善暴痛，不可反侧，嗌干面尘色恶。山泽焦枯，土凝霜卤，怫乃发也，其气五。夜零白露，林莽声凄，怫之兆也。水郁之发，阳气乃辟，阴气暴举，大寒乃至，川泽严凝，寒雾结为霜雪，甚则黄黑昏翳，流行气交，乃为霜杀，水乃见祥。故民病寒客心痛，腰雎痛，大关节不利，屈伸不便，善厥逆，痞坚腹满。阳光不治，空积沉阴，白埃昏暝，而乃发也，其气二火前后。太虚深玄，气犹麻散，微见而隐，色黑微黄，怫之先兆也。木郁之发，太虚埃昏，云物以扰，大风乃至，屋发折木，木有变。故民病胃脘当心而痛，上支两胁，膈咽不通，食饮不下，甚则耳鸣眩转，目不识人，善暴僵仆。太虚苍埃，天山一色，或气浊色，黄黑郁若，横云不起，雨而乃发也，其气无常。长川草偃，柔叶呈阴，松吟高山，虎啸岩岫，佛之先兆也。火郁之发，太虚肿翳，大明不彰，炎火行，大暑至，山泽燔燎，材木流津，广厦腾烟，土浮霜卤，止水乃减，蔓草焦黄，风行惑言，湿化乃后。故民病少气，疮疡痈肿，胁腹胸背，面首四肢䐜愤，胪胀，疡痱，呕逆，瘛疭骨痛，节乃有动，注下温疟，腹中暴痛，血溢流注，精液乃少，目赤心热，甚则瞀闷懊憹，善暴死。刻终大温，汗濡玄府，其乃发也，其气四。动复则静，阳极反阴，湿令乃化乃成。华发水凝，山川冰雪，焰阳午泽，佛之先兆也。有佛之应而后报也，皆观其极而乃发也，木发无时，水随火也。谨候其时，病可与期，失时反岁，五气不行，生化收藏，政无恒也。帝曰：水发而雹雪，土发而飘骤，木发而毁折，金发而清明，火发而曛昧，何气使然？岐伯曰：气有多少，发有微甚，微者当其气，甚者兼其下，徵其下气而见可知也。"

案例一:"木郁发之、肝肺失和"型胃食管反流病红外热像图特点及方药应用

下图采集于 2012 壬辰年四之气:

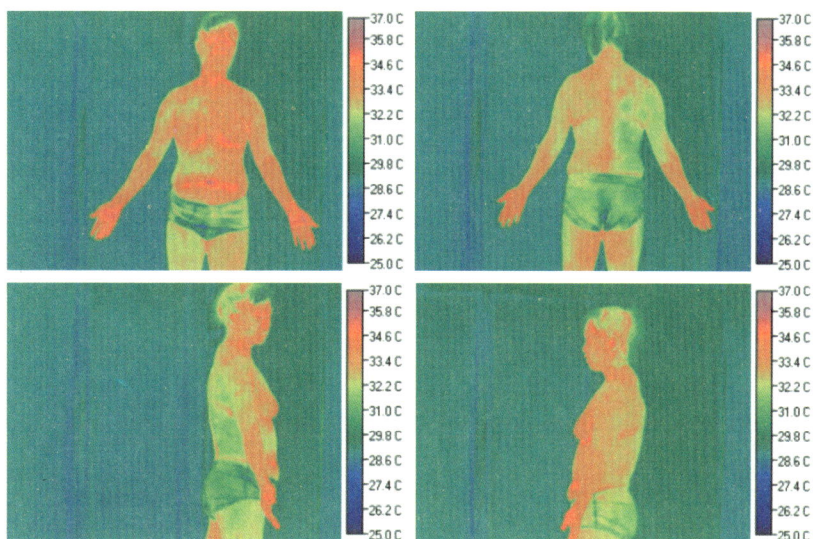

红外热像图特点:躯干部左右皮温不对称,可伴两侧头颈部少阳经循经处皮温不对称。

中医病机提示:肝肺失和,脾胃枢机不利。

病机分析:《圣济总录》云:"四之气,主位太宫土,客气厥阴木,中见木运,气与运同,是谓司气,风湿交争,风化为雨,乃长乃化乃成。"壬辰年,虽有大运风木,但上半年司天太阳寒水主事,致生气不振、长气不宣,而表现为"木郁、火抑"。《素问·六元正纪大论》云:"郁极乃发,待时而作。"四之气,逢客气厥阴风木,则"木郁发之"。2012 年 7 月 24 日至 8 月 24 日,短短一个月内有 6 个台风登陆我国,为 1949 年来历史同期罕见。四之气的"郁极而发"导致出现一类特殊的红外热像图——躯干部左右经气失衡。《类经·针刺类》云:"肝木王于东方而主发生,故其气生于左……肺金王于西方而主收敛,故其气藏于右。"阳明为多气多血之经,借少阳枢转,肝气生升于左,"木疏土"则阳明气血上输，经络循行所过之处皮温为均匀的橙色。同理，肺降则气血下布，若肺降不及则皮温显示为绿色低温之象。可见，经气左右失衡之象，正是天地气交升降失常感应于人体，导致人体肝肺失和的表现。而对于先天体质中隐含这类枢机失调因素的患者而言，则更具易感性，如乙巳（亥）、丁卯（酉）、壬申（寅）等年份出生的人群（乙年大运金不及，逢司天厥阴风木主事，风木反侮肺金致肝肺失和；丁年大运风木不及，逢司天燥金主事，强金乘木致肝肺失和；壬年大运风木太过，逢司天相火主事，木火刑金致肝肺失和）。

治法：平调肝肺，和脾胃枢机。

方药：柴胡桂枝干姜汤加熟地黄、白芍、肉桂、砂仁（后下）、紫石英（先煎）。

《圣济总录》云："壬辰年四之气……宜治厥阴之客，以辛补之，以酸泻之，以甘缓之。"桂枝升则疏土，和营卫，降则可平逆气；黄芩泻相火以补肺气。王好古曰："四时总以……柴胡为时剂，十一脏皆取决于少阳，为发生之始故也。"故予柴胡推陈致新。三者平调肝、肺与少阳之体用。考虑到在南方地区长年不利于封藏的气候及地域环境，"木郁发之"更易耗精、引动相火，予熟地黄填肾精，白芍酸收补肝体、制肝用，予紫石英、砂仁纳肾气，助收摄。

案例二："火气来复"型胃食管反流病红外热像图特点及方药应用

下图采集于 2012 壬辰年五之气：

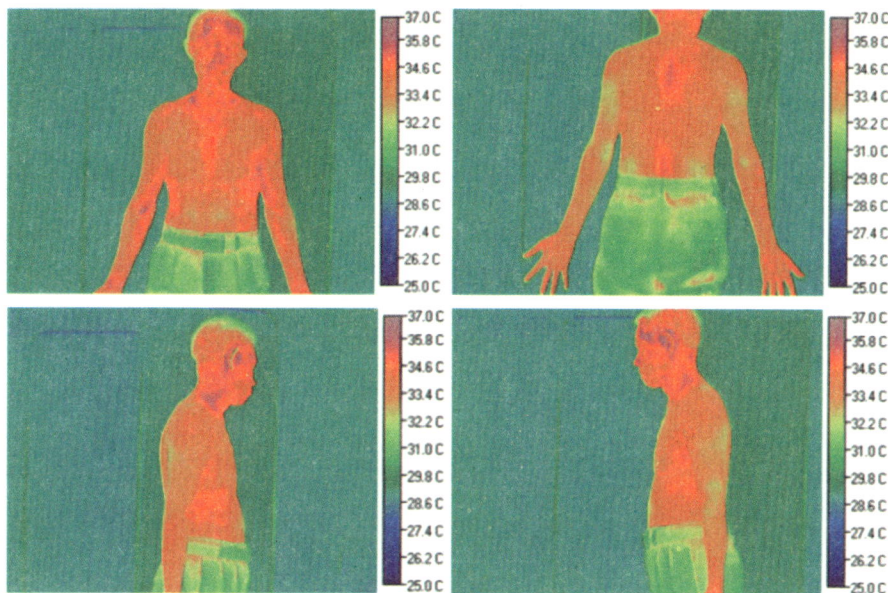

红外热像图特点：督脉红外轨迹显示断续、弥散；周身皮温偏高，任脉胸脘段、督脉上段局部皮温高；头颈部少阳经循经处皮温高；上肢心经、心包经循经处皮温高。

中医病机提示：肝肾精血亏虚，下元失摄，任脉及督脉经气不相顺接，脾胃枢机不利。

病机分析：在长期观察中我们发现，胃食管反流病患者督脉上段肺俞至膈俞局部经气郁滞较任脉胸段的经气郁滞出现更早、出现频率更多，当任脉胸段出现经气郁滞时，患者主诉反流程度会更明显，而精血亏虚的体质特征在这类患者的体质状态中也更为突出。

《圣济总录》云："壬辰年五之气……主位少商金，客气少阴火，中见木运，木生火，火胜金，阳复化。"上半年的"火抑"在五之气借客气少阴君火而得以"火气来复"，天气异常炎热，"木火刑金"致肺失清肃，不利于人体精血阳气的内收和内守。因此，对于素体气阴两虚的胃食管反流病患者而言更易发病。

治法： 肃肺填精，和脾胃枢机。

方药： 当归芍药散加生牡蛎（先煎）、龟板（先煎）、鳖甲（先煎）。

《圣济总录》云："壬辰年五之气……宜调少阴之客，以咸补之，以甘泻之，以酸收之。""火气来复"耗气伤精，予白芍酸收补肝体、制肝用，泽泻泄相火，当归养血和血。上半年寒气主事，在泉湿土均致中阳不足、脾阳不升，五之气的"阳复化"有助于健运中焦，但肝木伐土致土气壅滞，用药需慎用干姜等辛燥类，以防助火更伤精血。故予性平之茯苓、白术健脾化湿以解"土郁"；"血中气药"川芎理肝气以疏土气；生牡蛎降肝逆，与龟板、鳖甲协同填精摄血以助收藏。

可见，运气自衡枢机发挥着总体协调的作用，自然界通过"亢害承制"协助常态下的枢机完成枢转，实现气交，是在动态变化中纠正失常以维持相对平衡。

（四）土枢—ICC—以俞调枢与以枢调枢

我们在实践中发现，背俞指针疗法可激发膀胱经经气，改善任督二脉经气交会，进而调节脾胃升降之枢，起到"穴位—经络—脏腑功能改善"的治疗效应，即"以俞调枢"。Cajal 间质细胞（interstitial cells of Cajal，ICC），以网状结构分布在胃肠道神经末梢与平滑肌细胞之间的中间细胞，并在消化道发挥重要胃肠动力作用。我们在动物实验研究中观察到，背俞指针疗法可改善胃食管反流病（GERD）模型大鼠 ICC 细胞的超微结构，进而改善胃肠动力，而达到治疗胃食管反流病的作用。通过探讨 GERD 模型大鼠 ICC 细胞超微结构变化与背俞指针疗法之间的相关性，以阐释 GERD 经络—细胞相关病机之本质，并探讨土枢—ICC—以俞调枢与以枢调枢，为 GERD 等功能性胃肠病的治疗提供依据，其意义重大。

1.ICC 结构和功能异常与 GERD 的发病密切相关

胃肠道 ICC 分布在消化道神经末梢与平滑肌之间，并以网状结构存在于消化道、具有独立功能的特殊间质细胞。在消化道内，根据 ICC 不同位置及功能通常分为：①位于黏膜下层的黏膜下 ICC-SM；②位于小肠两层环行肌之间的深肌丛 ICC-DMP；③位于环行肌层和纵行肌层内的肌内 ICC-IM；④位于环行肌层和纵行肌层之间的肌间 ICC-MY；⑤位于浆膜层的浆膜下 ICC-SS（如下图所示）。

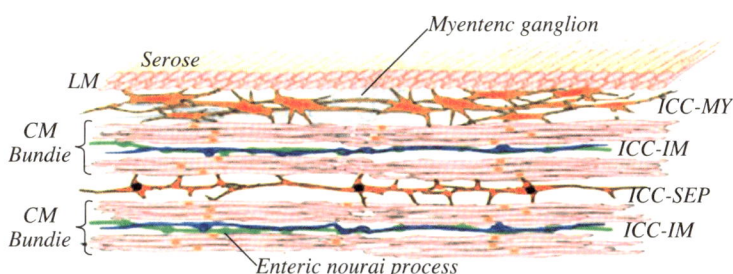

消化道神经—ICC—平滑肌细胞分布示意图

可见，ICC 是神经细胞与平滑肌细胞之间连接的桥梁，构架起了二者间的通道枢纽，可称"位置之枢"。ICC 的功能作用主要表现为：① ICC 是胃肠平滑肌的起搏细胞，推动慢波的传播；② ICC 作为神经输出与平滑肌之间的中介，可以调节由肠神经系统传至平滑肌的信号传递；③ ICC 作为一种非神经牵拉感受器，并决定着平滑肌收缩节律及调控胃肠运动发生的时间、地点、频率和方向。此外，还参与某些胃肠激素对胃肠运动的调节。ICC 上的受体与肠神经系统（ENS）释放的神经递质和肽类物质结合，并激发去极化，从而引起平滑肌的运动。因此，ICC 是信号传导和运动起搏调控之关键，为胃肠运动的"功能之枢"。

细胞突起是胞体延伸出来的细长部分，ICC 突起形成的网络作为传导胃肠平滑肌基本电节律（BER）的中介。故 ICC 细胞的突起数目、长度和分支，决定了消化道自主节律性运动功能，是神经递质传递以及神经调节功能的主要生理基础。其突起是接收信号和传递动力的重要

"桥梁"，起到承上启下的作用，形态类似于枢轴，亦可称为"结构之枢"。ICC 作为胃肠道运动的起搏器和调节者，在胃肠疾病的发生、发展过程中具有其他细胞所不能代替的独特作用。ICC 数量、结构与功能的变化势必会影响胃食管的运动功能，故 Shafik 等提出，ICC 可能参与 GERD 的发病过程，在 GERD 病人胃食管连接处 ICC 缺乏或减少可能是造成 GERD 的病因。

2. "以俞调枢"致"以枢调枢"

（1）以俞调枢

足太阳膀胱经居脊背，位于脊柱两侧，膀胱经气可通诸阳之会，达阳脉之海；且五脏六腑之气输注于其上腧穴，故刺激膀胱经上的肺、肝、胆、脾、胃等背俞穴，既可直接调和脾胃枢机或通过改善各脏腑枢机以调和脾胃升降枢机；又直接能有助于任督二脉经气的交会或通过各脏腑枢机以助任督二脉经气的交会，进一步改善了脾胃的升降枢机。故通过一定的干预技术（如指针疗法）刺激足太阳膀胱经上之背俞穴，调节膀胱经经气，进而调和任督二脉经气交会作用，达到"穴位—经络—脏腑功能改善"效应，从而恢复脾胃升降枢机，最终达到治疗胃食管反流病的作用。以足太阳膀胱经之背俞穴调脾胃枢机，即"以俞调枢"。

（2）以枢调枢

在动物实验中，采用贲门钢圈固定法造模及背俞指针疗法、西药干预，并根据造模和干预与否分为空白组（未处理，未干预）、模型组（造模，未干预）、指针组（造模，背俞指针干预）和西药组（造模，西药干预）。结果发现，空白组：ICC 胞体形态呈纺锤形或圆形，细胞核大，线粒体多，内质网发达；且细胞突起细长而多，突起常呈放射状，突起与平滑肌细胞及神经末梢之间的缝隙连接丰富，形成广泛的网络联系。

模型组：ICC 细胞数目明显减少，细胞体积变小，线粒体肿胀改变甚至溶解，内质网扩张，ICC 细胞突起减少、变短，与平滑肌细胞及神经末梢之间的连接结构存在破坏，嵌合松散，或不能连接成网，致缝隙连接显著减少。贲门钢圈固定造模法致使脾胃枢机失衡，以诱导 ICC 超微结构产生不良改变，使其在胃肠道中的数量、分布和功能上异常，导致其与平滑肌细胞、神经与平滑肌之间慢波电位、神经兴奋传递、神经反射与平滑肌收缩的节律失调，即脾胃枢机失衡造成了 ICC"枢"的不利。ICC 作为胃肠运动的起搏器和调节者的中介——"枢"功能显著下降，导致胃肠道神经系统对肌细胞的调节减弱，从而引起胃肠道运动功能障碍，脾胃枢机失衡，最终导致 GERD 的发生。

指针组：ICC 数量较模型组增多，与正常对照组相近，形态结构基本正常，线粒体丰富，内质网发达，细胞表面突起数量增多，突起长度延长，甚至部分突起长于正常组，突起与平滑肌细胞及神经末梢间连接紧密，结构清晰。

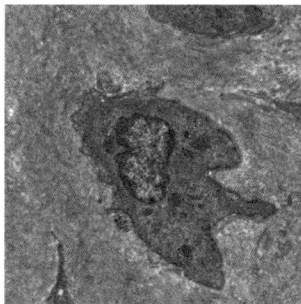

空白组（20 000X）　　　　模型组（20 000X）

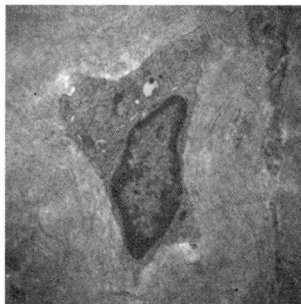

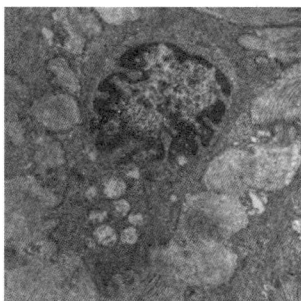

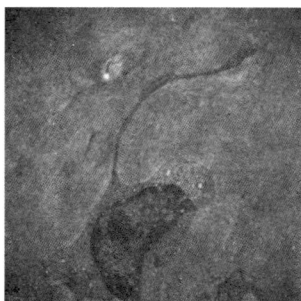

西药组（20 000X）　　　　指针组（20 000X）

透射电镜下 ICC 超微结构

西药组：ICC 细胞呈纺锤形、梭形或星形，形态结构基本正常，胞体突起多而长，与平滑肌之间的连接较模型组多，与指针组改变较为相近。通过指针疗法干预后，与模型组相比，大鼠胃内残留率显著降低、小肠推进比率升高，胃肠动力功能得到改善，即脾胃枢机恢复。且大鼠 ICC 数量增加及超微结构均趋向于有利改变，突起数量明显增多，突起长度明显延长，"结构之枢"得到加强，进而恢复其"功能之枢"和"位置之枢"的作用。背俞指针疗法通过"以俞调枢"，改善 ICC 超微结构及其功能，以致 ICC "枢"恢复，从而恢复胃肠动力，改善脾胃枢机，即"以枢调枢"，最终起到治疗胃食管反流病的作用。

3. 探讨

ICC 作为胃肠道平滑肌慢波唯一的起搏者和调节者，以及壁内神经信息向平滑肌传送的中介，对有关信号起整合作用，以调控胃平滑肌收缩的频率、传播的方向和速度。其中突起是接受从其他神经元传入信息的入口，接受刺激并将兴奋传入胞体。突触表达显著减少、分布异常或者缺失，则提示 ICC 与胃肠神经及平滑肌细胞间形成网络状连接异常，胃肠神经释放神经递质和肽类物质无法正常与 ICC 上的受体结合，不能激发 ICC 去极化，从而导致平滑肌运动功能障碍。因此，胃内 ICC 数量与表达是否正常在控制胃肠道平滑肌的收缩和蠕动，介导胃肠道神经信号的传递等方面发挥着重要的"枢纽"作用。

王弼言："枢机，制动之主。"于人体而言，枢机则是顺接、透转人体阴阳的关键，是人体气机升降出入之门户。《素问·六微旨大论》言："出入废则神机化灭，升降息则气立孤危……是以升降出入，无器不有。"即强调"气"是构成器的最小单位，人亦是器的一种。而"气"之枢机升降出入正常，则可化生万物，反之枢机不利，则万物息灭。《素问·阴阳离合论》曰："阴阳者，数之可十，推之可百，数之可千，推之可万，万之大不可胜数，然其要一也。"阴阳可化生万物而数之不尽，即如人体由无数的细胞、细胞器、分子、细胞通路及分子通路组成。这些细胞、细胞器、分子、细胞通路及分子通路，归根结底受到"枢机"的调控，即"其要一也"！"一"即是"道"，"道"或可等同于枢机之用，是阴阳之通道，气机升降出入之枢纽。我们认为，细胞、细胞器及通路，即为"枢"。通过背俞指针疗法激发并改善任督二脉经气交会，以改善ICC"枢"的超微结构或功能状态，维持ICC"枢"的完整性发挥起搏和调节功能，即"以俞调枢"，进而促进胃肠动力的恢复，达到恢复脾胃枢机之"以枢调枢"的目的。

二、律·生物钟·神之用不唯"使归一"

神，《易·系辞》解释为："阴阳不测之谓神。"《说文解字》云："深所至谓之测，度其深所至亦谓之测。"王弼云："神也者，变化之极，妙万物而为言，不可以形诘。"神，探之无形，深而无可测。

《医宗金鉴》太虚理气天地阴阳歌："无极太虚气中理，太极太虚理中气。乘气动静生阴阳，阴阳之分为天地。未有天地气生形，已有天地形寓气。从形究气曰阴阳，即气观理曰太极。"

【注】太者，极其至大之谓也；虚者，空虚无物之谓也。盖极大极虚，无声无臭之中，具有极大极至之理气焉。理气未分，而混沌者，太虚也。（理，《说文解字》："治玉也。"《战国策》："郑人谓玉之未理者为璞，是理为剖析也。"徐曰："物之脉理，惟玉最密，故从玉。"）太虚曰无极者，是主太虚流行之气中主宰之理而言也。太虚曰太极者，是主太虚主宰之理中流行之气而言也。故周子曰：无极而太极者，亦是以极无而推极有也。盖极无中无是而非理，极有中无是而非气。不以极无之理而推极有之气，何以知有是气也。不以极有之气，而推极无之理，何以知有是理也。是则可知理气以其分殊而言之二也，以其浑合而言之一也。有是理则有是气，有是气则有是理，名虽有二，其

51

实则一，本无有无，一二，先后之可言也。乘气动静生阴阳者，谓太极乘气机之动而生阳，乘气机之静而生阴，即周子曰：太极动而生阳，静而生阴之谓也。然不曰无极动而生阳，静而生阴，而曰太极动而生阳，静而生阴者，盖以无极专主乎理，言理无动静故也，太极兼主乎气，言气有动静故也。阴阳之分为天地者，谓阴阳流行，相生不已，积阳之清者为天，积阴之浊者为地。故周子曰：分阴分阳，两仪立焉也。未有天地气生形者，谓未有天地，惟太虚中之一气化生天地之形也。已有天地形寓气者，谓已有天地，而太虚之气即已寓于天地之形也。是以天得之以资万物之始，地得之以资万物之生也。从形究气曰阴阳者，阴阳即理中流行之气也。即气观理曰太极者，太极即气中主宰之理也。故周子曰：阴阳一太极者，是指气之极者而言也，太极本无极者，是指理之极者而言也。

以上就是古人对"神"之元（太虚，理气未分，混沌者）、源（太虚无极）、圆（太虚太极、动静生阴阳）的认识。

神，《说文解字》："天神，引出万物者也。"徐曰："申即引也，天主降气，以感万物，故言引出万物。"申，在十二地支中五行为金，金具肃降之用，其肃降之物，可"感应"万物，于是"引出"万物。由此可知，此物（即神）实为衍生万物之理。

衍生万物之理又可称之为律，《康熙字典》解释为："律者，常也。"《说文解字》云："均布也……律者所以范天下之不一而归于一，故曰均布也。"也就是说，律即均衡广布于万物之中的真谛。《管子·七臣七主》云："律者，所以定分止争也。"《释名》："律，累也。累人心，使不得放肆也。"由此可知，律是均布于万物生化的真谛和规范，其用是"使归一"，如时间之律（日节律、年节律、五运六气、大司天等）、空间之律、色彩之律、音之律（角、徵、宫、商、羽）等。而自然万物所感应的则是以上众多的律彼此相互作用而形成的"复合之律"。

药，即藥，草木之律。《礼记·乐记》曰："地气上齐，天气下降，阴阳相摩，天地相荡，鼓之以雷霆，奋之以风雨，动之以四时，暖之以日月，而百化兴焉。如此，则乐者天地之和也。"又曰："乐者，天地之和也；礼者，天地之序也。和故百物皆化，序故群物皆别。乐由天作，礼以地制。过制则乱，过作则暴。明于天地，然后能兴礼乐也。"乐者，天地之和也，万物"应"之以生、长、化、收、藏，也由此"引"出药性。

"岁物享专精"，不同的气、运之律影响药物的药性（四气五味、升降浮沉等）、质量及疗效。《本草纲目·序例上》采药分六气岁物指出："司岁备物，则无遗主矣。岁物者，天地之专精也。非司岁物则气散，质同而异等也。气味有浓薄，性用有躁静，治保有多少，力化有浅深。"此外，不同空间方位之律也影响着药性，如《本草经集注·序录上》云："案诸药所生，皆的有境界……自江东以来，小小杂药，多出近道，气势理，不及本邦……所以疗病不及往人者，亦当缘此故也。"《医学源流论·药性变迁论》云："当时初用之始，必有所产之地，此乃本生之土，故气浓而力全。以后传种他方，则地气移而力薄矣……当时所采，皆生于山谷之中，元气未泄，故得气浓厚，今皆人功种植，既非山谷之真气，又加灌溉之功，则性平淡而薄劣矣。"

乐由天作，和故百物皆化。天地复合之律所形成的草木之律，即药性格局不同，因此，选取不同"药性之偏"的草木可以调和人体脏腑、阴阳、气血之偏，即"以偏纠偏"。

（一）生物钟

"生物钟"（biologic clock），这一概念的研究可追溯到 17 世纪，指生命对地球光照、温度、湿度等环境因子周期变化长期适应，进而演化出的用以预测时间变化和调整生理稳态的一种内在机制。生物钟是生命最普遍的基本特征之一，它控制和协调机体各种节律性过程，维持生物体与空间环境之间合拍的周期性震荡。通常所说的生物钟是指近日生物钟（circadian clock），自主运行周期约为 24 小时，即有近 24 小时的昼夜节律。

生物钟系统（the circadian clockwork system）由输入通路、中心起搏器或振荡器及输出通路三部分组成：输入通路（the input pathway）感受外界信号如光、温度等，将这些信号加工成神经信号并传递到中心起搏器或振荡器（the central pacemaker or oscillator），其由一组钟基因及其蛋白质所组成，主要通过转录和翻译产生分子振荡，再由输出通路（the output pathway）通过分子振荡调控下游各种生命过程，包括生理活动和行为等。

生物钟的基本特征：生物钟调节是内源的，具备生物钟调节功能的细胞是自律的（autonomous），在无外界环境因子干扰的自行运转情况下，生物钟能够正常运行多日；昼夜节律的生物钟周期不是精确的 24 小时，而是接近于 24 小时；外界温度在一定范围内的变化不会显著改变生物钟运行的周期，称为温度补偿（temperature compensation）。生物钟温度补偿性表明其运转处于一种相对的稳态，光照不是产生节律的原因，但能够调节和重置昼夜节律生物钟的相并使其同步。

有研究证明，钟基因不仅仅在大脑神经系统中表达，几乎在身体各个器官、组织和细胞表达，揭示了除了位于大脑的主生物钟（master clock）以外，体内各种器官，甚至各类细胞也拥有外周生物钟（peripheral clock）。特别是 2000 年以来，许多 DNA 芯片和高通量深度 RNA 测序转录组分析也揭示了动物体内各种器官富含强烈振荡的基因。生物钟系统的输出通路通过外周生物钟，以及主生物钟和外周生物钟的协调调控生命过程的方方面面，诸如代谢、发育、生殖、免疫应答、神经、睡眠等。

时间生物学（chronobiology）为研究生物钟及生物节律的变化规律、机制与生理功能的学科。生物钟研究强调以时间序列（即一天内多个样点）检验生命过程的相关指标，从周期（period）、振幅

（amplitude）和相位（phase）等几个方面更准确、全面地揭示生命过程及其内在规律，同时也弥补了其他生命科学研究通常所忽略的时间上的动态变化。时间生物学已成为生命科学研究中与多学科交叉和协同最广泛，也最受重视的基础学科之一。结合其他生命科学，形成了许多相应的时间生物学亚学科，如时间医学、时间药理学、时间治疗学、时间毒理学等。

（二）钟—大螺旋捭阖—律

《说文解字》云："鼓，郭也。春分之音，万物郭皮甲而出，故谓之鼓。""笙者，正月之音，物生，故谓之笙。""管者，十二月之音，物开地牙，故谓之管也。""钟，秋分之音，物种成。"

钟，其形多上小而下大，或上窄下宽，最重要的是上闭而下开，此为金之象，故具肃降之用，与"申"（神）同，故万物皆有感于其播散之"律"而动、而成。古人以音律疗疾（角、徵、宫、商、羽），亦是应用了音律与人体经络脏腑的"共振"原理。

《鬼谷子·捭阖》云："故捭者，或捭而出之，或捭而内之。阖者，或阖而取之，或阖而去之。捭阖者，天地之道。捭阖者，以变动阴阳，四时开闭，以化万物。"捭阖者，为变动"开闭"的内核，顾植山认为"三生万物"之三指的是"开、阖、枢"三种运动变化状态。开、阖与枢，是"捭阖"的产物，是万物生生化化的源泉。《素问·天元纪大论》云："太虚寥廓，肇基化元，万物资始，五运终天，布气真灵，揔统坤元，九星悬朗，七曜周旋，曰阴曰阳，曰柔曰刚，幽显既位，寒暑弛张，生生化化，品物咸章。"

我们可以将钟视为神的"形"，即金象，而将捭阖状态视为神之"用"，

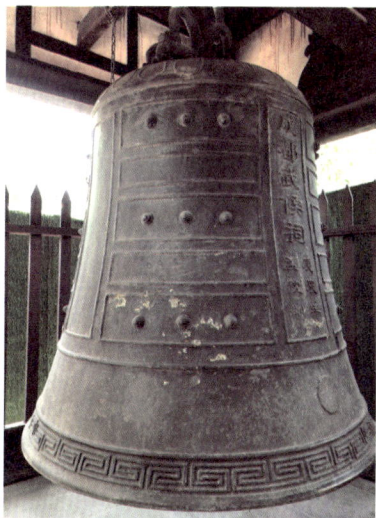

即通过捭阖这一方式，启生化之"开闭"，传递引出万物，生生化化，品物咸章的律动。

1. 以象测"藏"

《史记·历书》中索隐按："黄帝使羲和占日，常仪占月，臾区占星气，伶伦造律吕，大桡作甲子，隶首作算术，容成综此六术而著《调历》也。"以象测"藏"是古人之大智慧，藏，隐匿也，即神。古人深知"地道源于天道"的玄机，故而十分重视天文历法，不懈探索，寄望于窥察到神之律动，以"司岁备物"。

（1）圭表

古人通过"圭表"采集每日正午时分的日影，绘制太极阴阳图，揭示一年阴阳消长的规律，以日影长度以定节令，指导农事活动。

（2）日晷

古人通过"日晷"测定并划分时刻。晷，《说文解字》："日景也。"《释名》："晷，规也。"《正字通》："晷者，历数所自出。其法：望高处为体，立长短二竿为用，二竿与高齐等，度三物两闲修短若干，句股而求之，寒暑短长暸然自见。从咎何也，日影有差也，天行有常，不能不小有盈缩，岁差由此生，故立日影以测之。"《说文解字》："咎，灾也。"引申之，凡失意自天而至曰灾。以晷表测时，避免岁差。

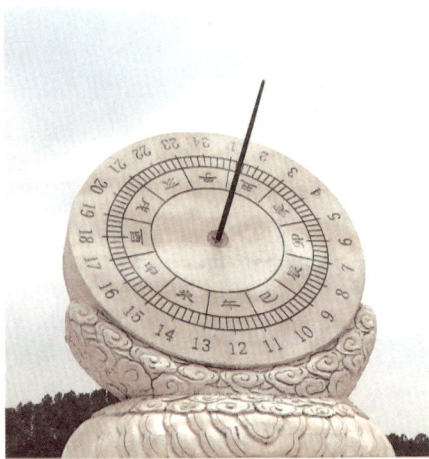

（3）葭灰占律

《后汉书·律历志》云："候气之法，为室三重，户闭，涂衅必周，密布缇缦。室中以木为案，每律各一，内庳外高，从其方位，加律其上，以葭莩灰抑其内端，案历而候之。气至者灰动，其为气所动者其灰散，人及风所动者其灰聚。《律历融通》云："律之始也，候气于地，气有深浅因之以辨清浊，以正五音，而六乐宗之……天效之以影，地效之以响……景即晷也，响即律也。"

天地之气相差"三十度有奇"，地气上升，使对应律管振动，其中所置的葭灰扬起，提示"气至"。

（4）斗转星移

《史记·天官书》云："斗为帝车，运于中央，临制四乡。分阴阳，建四时，均五行，移节度，定诸纪，皆系于斗。"《鹖冠子·环流第五》云："斗柄东指，天下皆春；斗柄南指，天下皆夏；斗柄西指，天下皆秋；斗柄北指，天下皆冬。"

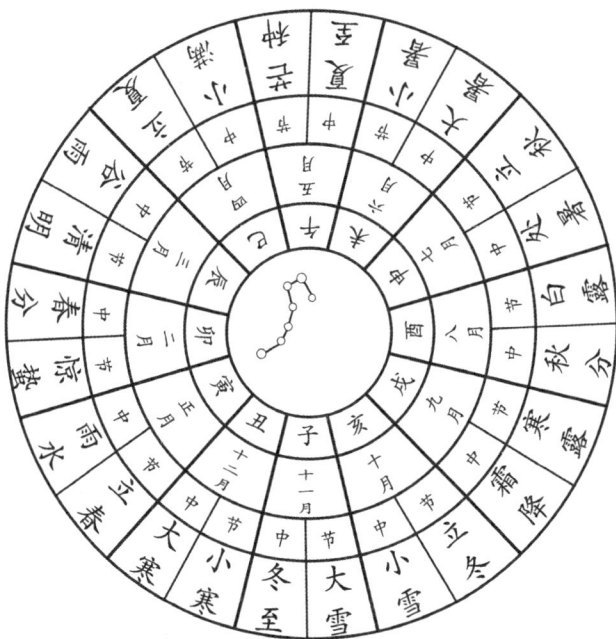

可见，古天文是古人探索宇宙本源的智慧结晶，可称之为"神"的外现：是天"道"故而能"震荡"，即"钟"；是金象故而行肃降之用，由此万物能承而应之；具捭阖之用故而启"生化"，万物生、长、壮、老、已。因此，柯资能教授又称古天文实为一种"象数概念"。

2. 善言天者，必应于人

《素问·生气通天论》云："夫自古通天者，生之本，本于阴阳。天地之间，六合之内，其气九州九窍、五脏、十二节，皆通乎天气。"《素问·天元纪大论》云："气有多少，形有盛衰，上下相召而损益彰矣……寒暑燥湿风火，天之阴阳也。三阴三阳，上奉之。木火土金水，地之阴阳也，生长化收藏，下应之。"

天覆地载，气交之中，形气相感而万物化生，人生于天地之中，其生理特点、病理变化及体质特征的形成皆根植于天地的影响。

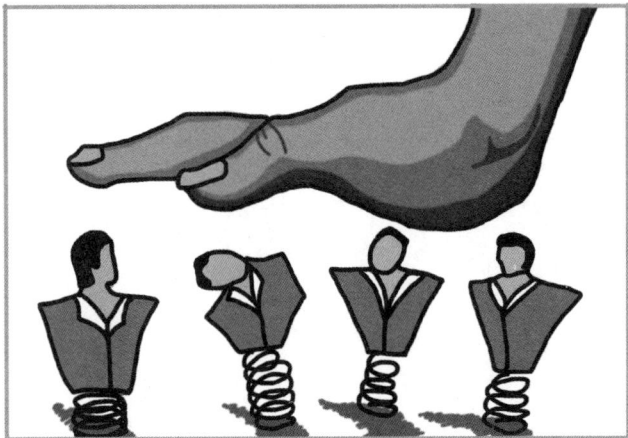

《素问·生气通天论》云："故阳气者，一日而主外，平旦人气生，日中而阳气隆，日西而阳气已虚，气门乃闭。是故暮而收拒，无扰筋骨，无见雾露，反此三时，形乃困薄。"

《素问·八正神明论》云："月始生，则血气始精，卫气始行；月郭满，则血气实，肌肉坚；月郭空，则肌肉减，经络虚，卫气去，形独居，是以因天时而调血气也。"

《素问·四气调神大论》云："逆春气，则少阳不生，肝气内变；逆夏气，则太阳不长，心气内洞；逆秋气，则太阴不收，肺气焦满；逆冬气，则少阴不藏，肾气独沉。夫四时阴阳者，万物之根本也。所以，圣人春夏养阳，秋冬养阴，以从其根，故与万物沉浮于生长之门。"

下图是患者罗氏在 2011 年 11 月 16 日到 2011 年 12 月 3 日期间于每日上午巳时进行红外热成像检测，由背景颜色可粗略辨认检测当日温度情况，背景色淡提示当日温度较高，色深提示温度低。可以看到，不同温度会影响督脉红外轨迹的显现，罗氏的红外热成像检测结果符合《黄帝内经》"寒则收引，助于封藏"的观点，应证"经气法时而变"的理论。

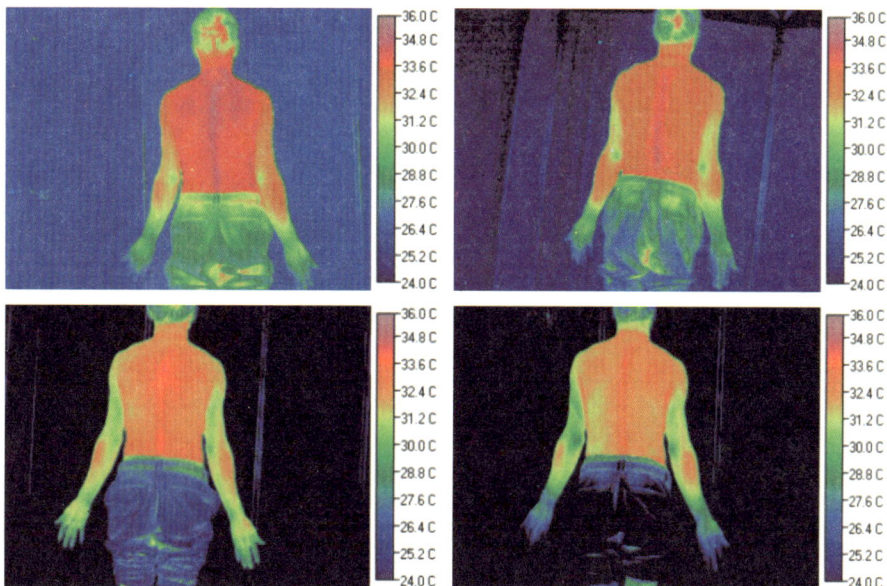

3. 善言气者，必彰于物

（1）自然之德化政令，灾眚变易，皆从气化，对应于不同五星征象，包括五星之星芒大小、运行之徐疾逆顺等。

《素问·气交变大论》云："岐伯曰：请遂言之也。《上经》曰：夫道者，上知天文，下知地理，中知人事，可以长久，此之谓也。帝曰：何谓也？岐伯曰：本气位也。位天者，天文也。位地者，地理也。通于人气之变化者，人事也。故太过者先天，不及者后天，所谓治化而人应之也。

"帝曰：夫子之言岁候，不及其太过，而上应五星，今夫德化政令，灾眚变易，非常而有也，卒然而动，其亦为之变乎？岐伯曰：承天而行之，故无妄动，无不应也。卒然而动者，气之交变也，其不应焉。故曰应常不应卒，此之谓也。黄帝曰：其应奈何？岐伯曰：各从其气化也。

"黄帝曰：其行之徐疾逆顺何如？岐伯曰：以道留久，逆守而小，是谓省下；以道而去，去而速来，曲而过之，是谓省遗过也；久留而环，或离或附，是谓议灾与其德也。应近则小，应远则大。芒而大倍常之一，其化甚；大常之二，其眚即发也；小常之一，其化减；小常之二，是谓临视，省下之过与其德也，德者福之，过者伐之。是以象之见也，高而远则小，下而近则大，故大则喜怒迩，小则祸福远。岁运太过，则运星北越，运气相得，则各行以道。故岁运太过，畏星失色而兼其母；不及则色兼其所不胜。"

（2）万物的生化有五气、五味、五色、五类之分别，随天地气运而施化，各得其宜。

《素问·五常政大论》云："所谓中根也，根于外者亦五，故生化之别，有五气、五味、五色、五类、五宜也。帝曰：何谓也？岐伯曰：根于中者，命曰神机，神去则机息；根于外者，命曰气立，气止则化绝。故各有制，各有胜，各有生，各有成。故曰不知年之所加，气之同异，不足以言生化，此之谓也。

"帝曰：气始而生化，气散而有形，气布而繁育，气终而象变，其致一也。然而五味所资，生化有薄厚，成熟有多少，终始不同，其故何也？岐伯曰：地气制之也，非天不生，地不长也。帝曰：愿闻其道。岐伯曰：寒热燥湿，不同其化也。故少阳在泉，寒毒不生，其味辛，其治苦酸，其谷苍丹。阳明在泉，湿毒不生，其味酸，其气湿，其治辛苦甘，其谷丹素。太阳在泉，热毒不生，其味苦，其治淡咸，其谷黅秬。厥阴在泉，清毒不生，其味甘，其治酸苦，其谷苍赤，其气专，其味正。少阴在泉，寒毒不生，其味辛，其治辛苦甘，其谷白丹。太阴在泉，燥毒不生，其味咸，其气热，其治甘咸，其谷黅秬。"

（3）《黄帝内经》将木、火、土、金、水主事下的运气年分为不及（委和之年、伏明之年、卑监之年、从革之年、涸流之年）、太过（发生之年、赫曦之年、敦阜之年、坚成之年、流衍之年）及平气（敷和之年、升明之年、备化之年、审平之年、静顺之年），相应的自然气候、物候、人体生理及病理之候亦随之不同。

以水主事运气年为例，《素问·五常政大论》云："静顺之纪，藏而勿害，治而善下，五化咸整。其气明，其性下，其用沃衍，其化凝坚，其类水，其政流演，其候凝肃，其令寒，其脏肾，肾其畏湿；其主二阴，其谷豆，其果栗，其实濡，其应冬，其虫鳞，其畜彘，其色黑，其养骨髓，其病厥，其味咸，其音羽，其物濡，其数六。

"涸流之纪，是为反阳，藏令不举，化气乃昌，长气宣布，蛰虫不藏，土润水泉减，草木条茂，荣秀满盛。其气滞，其用渗泄，其动坚止，其发燥槁，其脏肾，其果枣杏，其实濡肉，其谷黍稷，其味甘咸，其色黅玄，其畜彘牛，其虫鳞倮，其主埃郁昏翳，其声羽宫，其病痿厥坚下，从土化也。少羽与少宫同，上宫与正宫同，其病癃闭，邪伤肾也。埃昏骤雨，则振拉摧拔，眚于一，其主毛显狐貉，变化不藏。

"流衍之纪，是为封藏。寒司物化，天地严凝，藏政以布，长令不扬。其化凛，其气坚，其政谧，其令流注，其动漂泄沃涌，其德凝惨寒雾，其变冰雪霜雹，其谷豆稷，其畜彘牛，其果栗枣，其色黑丹黅，其味咸苦甘，其象冬，其经足少阴太阳，其脏肾心，其虫鳞倮，其物濡满，其病胀。上羽而长气不化也。政过则化气大举，而埃昏气交，大雨时降，邪伤肾也。"

（4）自然界生物可划分为毛、羽、倮、介、鳞五种，天地气运通过"同者盛之，异者衰之"影响其胎孕长养。

《素问·五常政大论》云："帝曰：岁有胎孕不育，治之不全，何气使然？岐伯曰：六气五类，有相胜制也，同者盛之，异者衰之，此天地之道，生化之常也。故厥阴司天，毛虫静，羽虫育，介虫不成；在泉，毛虫育，倮虫耗，羽虫不育。少阴司天，羽虫静，介虫育，毛虫不成；在泉，羽虫育，介虫耗不育。太阴司天，倮虫静，鳞虫育，羽虫不成；在泉，倮虫育，鳞虫不成。

"少阳司天，羽虫静，毛虫育，倮虫不成；在泉，羽虫育，介虫耗，毛虫不育。阳明司天，介虫静，羽虫育，介虫不成；在泉，介虫育，毛虫耗，羽虫不成。太阳司天，鳞虫静，倮虫育；在泉，鳞虫耗，倮虫不育。诸乘所不成之运，则甚也。

"故气主有所制，岁立有所生，地气制己胜，天气制胜己，天制色，地制形，五类衰盛，各随其气之所宜也。故有胎孕不育，治之不全，此气之常也。"

4. 善言古者，必验于今

《黄帝内经·素问遗篇》提出"三虚"说：天虚、人虚、邪虚。天虚，指自然气候变化节律的失常；邪虚，指致病原节律的失常；人虚，指人节律的失常。天道节律失常，导致人体相应脏腑经络出现"薄弱"，同时引起病原微生物节律失常而为"邪"，所谓"阴阳不在其位则为邪"即是此意（如：六气与六淫之区别，六气为常，过则为六淫）。由此可知，邪虚与人虚，皆源于天虚。

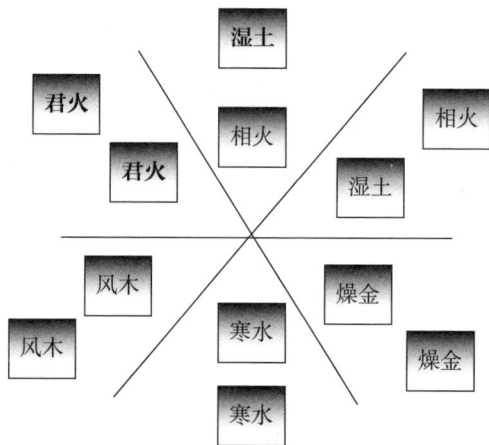

天虚，导致潜在疾病的诱发、慢性病的加重、急性病的猝死、流行性疾病的暴发等。如"冬伤于寒，春必病温"的伏邪温病，伏邪之发，多为外因引动。《素问·六元正纪大论》阐释了年运更替、六气轮转影响下的疾病流行："太阳司天之政……初之气……温病乃作。""阳明司天之政……二之气……疠大至，民善暴死。""少阳司天之政……初之气，温病乃起。""太阴司天之政……二之气……其病温疠大行，远近咸若。""少阴司天之政……五之气，其病温。""厥阴司天之政……终之气……其病温疠。"如2003癸未年的"非典"疫情，《素问·六元正纪大论》论述了丑、未之年易发流行性疾病："二之气，大火正，物承化，民乃和。其病温疠大行，远近咸若。"2002年11月16日中国广东佛山发现第一个非典型肺炎病例；2003年2月3日至14日广东发病进入高峰；"非典"疫情于5月底自消自灭。

天地自衡机制发挥着总体协调的作用，自然界通过"胜复郁发"协助常态下的枢机完成枢转，实现气交，是在动态变化中纠正失常以维持相对平衡。当出现运气自衡机制也无法逆转的失衡时，所产生的伏气或在此后三年内被疫毒时气引动而发生疫病大流行，即《素问遗篇·本病论》中所说的"假令……刚柔失守，三年化疫"。2003癸未年的"非典"疫情，正是这样一种节律失衡，在当年内未得及时调整，伏而待发，三年化疫的案例。

综上所述，《素问·气交变大论》云："善言天者，必应于人；善闻古者，必验于今；善言气者，必彰于物；善言应者，同天地之化；善言化言变者，通神明之理。"《黄帝内经》建立了诸如十二时辰节律、七日节律、二十四节气节律、年节律、五运六气节律等各类不同时间尺度的节律系统，并由此制定了关于节律的治疗方案。如《灵枢·经别》云："黄帝问于岐伯曰：余闻人之合于天道也，内有五脏，以应五音、五色、五时、五味、五位也；外有六腑，以应六律，六律建阴阳诸经而合之十二月、十二辰、十二节、十二经水、十二时、十二经脉者，此五脏六

63

腑之所以应天道。夫十二经脉者，人之所以生，病之所以成，人之所以治，病之所以起，学之所始，工之所止也，粗之所易，上之所难也。"经络之经气，即是时间之载体，时间即是律之象，古人以律"建阴阳诸经"，正是基于这样一种认识论及方法论，衍生了时间医学。

5. 讨论

对于"神"的认识：其一，"阴阳不测之谓神"，其元（太虚，理气未分，混沌者）、源（太虚无极）、圆（太虚太极、动静生阴阳）；其二，"引出万物者也"，神是通过"律"均布于万物生化的真谛和规范，其用是"使归一"。人体为宇宙"小全息"，人体之神，"先天"虽不是内生的，其"后天"却通过"节律"均布、根植于人体之形，调和人体之形，又因与宇宙之神"同气相求"而能"同源共振"。现代科学也阐明了这一点，认为生物钟是生命对环境"周期性"变化适应所形成的，却不依赖于环境变化。所不同的是，古人依据"象"认识神，构架了阴阳、五行理论体系和数术模型；而现代科学，依据"象"认识节律，深入到基因及调节机制的相关研究。

神之用是"使归一"，诚如《素问·五常政大论》："气始而生化，气散而有形，气布而繁育，气终而象变，其致一也。"如十二时辰经络气血的子午流注是人类共有的内在规律（需要指出的是，日节律类同于年节律之四时阴阳消长，可谓年节律的"小全息"），但临床中我们都会注意到，不同个体其生物钟存在差异性，表现为相应十二时辰的某些生理现象的不同。如金不及体质状态之人，易于申时出现潮热；土太过体质状态之人，多于巳时后困倦乏力。再如中医重视子午觉，而有些人却表现为子时后高效的工作状态。目前研究提示，典型的提前睡眠时相综合征（百灵鸟型）与hPer2、CK1突变有关；延迟睡眠时相综合征（猫头鹰型）与Per3的多样性有关。节律基因的发现及其突变、基因表达多样性的深层原因是什么？中医诊断学课本里提到的"少神、失神、无神"有何深意，仅仅只是关于"病象"的描述吗？或许与人体胎孕及出生天地气运影响所形成体质格局相关？先天的"病理性脏腑"，逢后天的"运气本命阶段"（可以是年、月、日、甚至是时），产生最强"共振"。此乃"矛盾的普遍性与个体化的特殊性"，提示临证中须重视神之用不唯"使归一"。

三、四象脾土"以枢调枢"六气调神

1.神、捭阖、枢机与四象承、启之土枢的关联

"捭阖者，以变动阴阳，四时开闭，以化万物"，我们将捭阖状态视为神之"用"，即通过捭阖这一方式，启生化之"开闭"，将"律"均布于万物，达到"使归一"。

前文提到，枢即门户之开合；是顺接、透转阴阳之关键；是庚变之要，且"出入废则神机化灭，升降息则气立孤危"。故而，我们又可将枢视为"捭阖"，因此，枢亦是神之"用"。

枢机，是"用"与"时"的结合，四象承、启之土枢，即是这样一种枢机。

2.四象脾土六气调神

人生于天地，"气有多少，形有盛衰，上下相召，而损益彰矣"。《素问·六微旨大论》："帝曰：其有至而至，有至而不至，有至而太过，何也？岐伯曰：至而至者和；至而不至，来气不及也；未至而至，来气有余也。帝曰：至而不至，未至而至如何？岐伯曰：应则顺，否则逆，逆则变生，变则病。"年运更替、六气轮转中"太过、不及"所致"未至而至，至而不至"，或可使天地气机升降不前、气交有变而产生郁滞，人体枢机由此而枢转不利，感应于不同体质格局人群则出现相应脏腑阴阳失和。

我们重视脾胃"土枢"的调衡作用，四象之脾土旺于四时，枢转天地阴阳而行春生、夏长、秋收、冬藏之令，调和人体五脏以生肝、

心、肺、肾之神机。这是指常态的土，是四时之气"至而至者和"的结果。然"时有常位而气无必也"，四时之土有备化之德亦有卑监之态。正所谓"非其位则邪，当其位则正"，如太阳寒水、太阴湿土加临于艮土，寒湿困阻、壅滞气机而影响肝木升发；少阳相火加临于坤土、乾土，变为"焦土"则不足以伏火，反伤及肺之气阴。

表1-2中每季第二月为相同五行的阴、阳干，且卯、午、酉、子为四正位，其气纯，主事的木、火、金、水四行之气最旺，揭示一年四时中各有所主、所养之脏。一有所逆则本脏为病，然本脏既病，焉有不累及其余之脏？当下五行之常态循环因此破坏。表1-2中寅、巳、申、亥与辰、未、戌、丑偏隅一方，其位不正，其性驳杂不专，即是言明其能从能化，皆由加临气运之异而呈动态之象。如若此时仍调之不及，前之承土无以承，后之启土不启，更甚者则一年中生、长、化、收、藏之众"象"皆因而生变。此即《素问·四气调神大论》所谓："春三月，此谓发陈……养生之道也。逆之则伤肝，夏为寒变，奉长者少……秋三月……养收之道也。逆之则伤肺，冬为飧泄，奉藏者少。"

如前文所述，①脾胃土枢有其用之律（土生四脏、枢转开阖），四象之土皆有承载之用，四维皆有五行之偏，于是有四时之承启更替，有承、有启即为"枢"；②脾胃土枢有其时之律（四季之末一十八日）。

人，"至微而具全体也"，为宇宙之"小全息"，人身之神，其外现即为人身之律，故所谓和五脏之神，即调五脏之律也；而调五脏之律，可通过脾胃土枢而调之。

基于此，我们构建"四象脾土六气调神论"，主要观点为：人体脏腑神机因天地之气的变化而出现偏颇，顺应天地生、长、化、收、藏"常态下运转"的四象脾土枢机常受到不同气运的影响而出现枢转不利，依据每年运气变化下的四时脾主令之特性，及时给予相应的干预措施，并调整失衡之脾土（卑监之土及敦阜之土），以调节人体肝肺、心肾、肺肾等枢机，和脏腑、气血、阴阳、体用之神机。

参考文献

[1] 唐军伟，张扬. 肝为枢机理论初探 [J]. 四川中医，2012，30（8）：40-41.

[2] 丰广魁. "枢机"探微 [J]. 中国中医药信息杂志，2006，13（7）：6-7.

[3] 谢胜，张越. 以背俞调节脾胃功能的"以俞调枢"理论的提出与构建 [J]. 辽宁中医杂志，2011，38（9）：1876-1877.

[4]Komuro T. Structure and organization of interstitial cells of Cajal in the gastrointestinal tract[J]. J Physiol, 2010, 576(3):653-658.

[5]Iino S, Horiguchi K, Horiguchi S, et al. c-Kit-negative fibroblast-like cells express platelet-derived growth factor receptor α in the murine gastrointestinal musculature[J]. Histochemistry & Cell Biology, 2009, 131(6):691-702.

[6]Sperelakis N, Daniel E E. Activation of intestinal smooth muscle cells by interstitial cells of Cajal in simulation studies[J]. Am J Physiol Gastrointest Liver Physiol, 2004, 286(2):234-43.

[7]Ward S M, Sanders K M. I. Functional development and plasticity of interstitial cells of Cajal networks[J]. American Journal of Physiology - Gastrointestinal and Liver Physiology, 2001, 281(3):G602-G611.

[8]Hirst G D S, Suzuki H. Involvement of interstitial cells of Cajal in the control of smooth muscle excitability[J]. J Physiol, 2006, 576(3):651-652.

[9]Beckett E A H, Ro S, Bayguinov Y, et al. Kit signaling is essential for development and maintenance of interstitial cells of Cajal and electrical rhythmicity in the embryonic gastrointestinal tract[J]. Developmental Dynamics, 2007, 236(1):60-72.

[10]Iino S, Horiguchi K. Interstitial Cells of Cajal Are Involved in Neurotransmission in the Gastrointestinal Tract[J]. ACTA HISTOCHEMICA ET CYTOCHEMICA, 2006, 39(6):145-153.

[11] 王伟，王景杰，黄裕新. 胃肠道 Cajal 间质细胞的研究现状 [J]. 中国中西医结合消化杂志, 2007, 15(6):415−417.

[12]Shafik A, Elsibai O, Shafik I, et al. Electroesophagogram in gastroesophageal reflux disease with a new theory on the pathogenesis of its electric changes[J]. Bmc Surgery, 2004, 4(1):13−13.

[13]Shafik A, Ahmed I, Sibai O E, et al. Interstitial cells of cajal in reflux esophagitis: role in the, pathogenesis of the disease[J]. Med Sci Monit, 2005, 11(12):BR452.

[14] 胡雄丽，陈峭，谢胜，等. "以俞调枢" 法对胃肠动力障碍大鼠消化道动力学及 Cajal 间质细胞的影响 [J]. 时珍国医国药，2018，29（04）：999−1001.

[15]Takata H, Nishijima H, Maeshima K, et al. The integrator complex is required for integrity of Cajal bodies[J]. Journal of Cell Science, 2012, 125(1):166−175.

[16] 穆丽君，李亚军.《黄帝内经》中 "器" "气" 之辨 [J]. 北京中医药大学学报，2018，41（3）：190−195.

第二章

临床应用

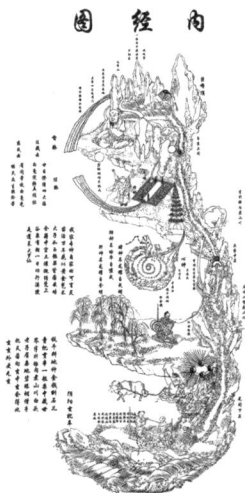

第一节 四象脾土方药应用

一、四象病之纲

医易源同而理合，常言道"不懂易者则不懂医"，易学之象之理，更利于探传统医学之奥，故以类比为法，以易卦为纲，将脏腑、经络、九窍、体部的属性做一初步分析，加深对人体脏腑经络功能的认识。

乾，三阳爻，为纯阳之卦，其数一，性刚健，为阳之首。《周易·说卦》云："乾为天、为圆、为君……为金……为大赤……"乾卦三阳爻，纯阳刚健，故为天；圆也，方可运动不息；纯阳爻为刚强坚固之象，所以象金；阳盛则色极红，故为赤色。由此可知，凡活动、积极、向上、刚健有力、权威（君主之官、五脏神）、居上者皆归乾。

1.乾卦应乾元一气

乾，在经为督脉，督者，总司一身之阳，其象应人体元气，周流、健运不息。乾元之气的作用主要有以下几点：①助升清。人之为器，总赖元气支撑、托举，而高处如九窍等之滋养，更借地气上腾以为"云"。若乾元不健则乏力、腰沉、肩背痛、项强头重、头晕、脱发、不寐、九窍为病（如耳鸣、口干、舌辣、目涩、子宫脱垂、脱肛、痔疮等）。②助健运。乾元之气鼓动不绝，则水谷精微生化无穷，胸中宗气培补不止。乾元不健则多见动力障碍及代谢性疾病（如上消化道动力障碍、排尿动力障碍、功能性便秘、肾结石、痛风等）。③助宣发与摄纳。气出喉而呼吸得行，清气入肺而有根，宗气不涣散，注脉则血不凝滞，乾元不健则可见气短、胸闷、喘证、心悸、下肢静脉曲张等。

2. 乾元一气与四象病

夫人身立命，本乾元一气，周流不息，气有多少，异用也。坎中两阴含阳，离中两阳育阴，另有艮、震、巽、坤、兑、乾之异，看似众象，皆是虚位，实为一气，唯量之不同，阴阳消长之象（一阳、二阳、三阳，一阴、二阴、三阴）、五行之象（木、火、土、金、水）、左右升降之象等皆有异也，即郑钦安所谓"大象若分，其实未分，不过彼重此轻，此重彼轻耳"。

四象之病，即艮土病、巽土病、坤土病及乾土病。

冬暖失藏或冬寒失养，则根蒂有亏。奉藏者少，则春生者更少，无收藏之本则无发生之基也。故《黄帝内经》曰："春气者，病在头。"气微不升也，可归"艮土病"。

巽，二阳居上一阴位下，为风火相助之象，阳多阴少，为躁卦。巽在体为头发、神经、淋巴系统、血管、股、左肩（九宫位）、左胸、左太阳穴。故脱发、血管、神经病变等可归"巽土病"。

坤为三阴之象，最易阴重而寒生，坤在体为腹、肌肉、女性胞宫、右肩（九宫位）、右胸、右太阳穴等。故飧泄、宫寒等可归"坤土病"。

"乾元之健，阴中求阳"，热不蓄阴，金失审平，浮游之火不得敛藏，故《黄帝内经》曰："冬气者，病在四肢。"无阴以承，乾元不健也，可归"乾土病"。

3. 乾元一气与四象归元饮

李东垣《药类法象》中将药物分为"风：升，生；热：浮，长；燥：降，收；寒：沉，藏；湿：化，成"五类，各具升降浮沉之用。"药类法象"以药之升降浮沉之偏象补人体脏腑偏颇之象，即"以象补藏"也。彭子益认为："人以外之物，皆秉五行之气之偏，皆能治人身五行之气之偏之病。偏东方之病，用西方之药，偏南方之病，用北方之药。中医学的药学，必言性者，五行之性也……右胁痞胀，用温升左腹之药；左腹郁痛，用降右胁之药。"

方由药成，故方亦有其偏。乾元一气，量之不同，阴阳消长之象（一阳、二阳、三阳，一阴、二阴、三阴）、五行之象（木、火、土、金、水）、左右升降之象等皆有异也。由此，依据四象土所涵五行之偏，制四象归元饮，和其承启之用，以平为期。

二、基于四象脾土和五脏调九窍之神

《素问·六微旨大论》云："出入废则神机化灭，升降息则气立孤危。"在本书之前的"枢机"篇中，我们指出"枢"有两层含义，其中之一为气机"出、入"之枢，即孔窍：口、鼻、眼、耳、前后二阴、皮肤腠理等。基于《黄帝内经》"肝开窍于目""肾开窍于耳""九窍不利，肠胃之所生"的理论及对四象脾土四时六气和五脏的认识与应用，我们将"九窍""五神脏""斡旋之中气"相统一，对九窍体用五行象属性进行归纳整理，并提出以四象脾土所涵五行之"偏象"调九窍之神，为临床应用脏腑辨证诊治九窍相关疾病扩展了思路。现就相关认识阐述如下：

1. 窍之藏象，"精神之户牖，贵虚、无、通"

窍，篆文𥥼：宀（穴，洞）与敫（敫，通"徼"，循行），表示洞穴贯通可循行。《说文解字·穴部》："窍，空也。"可见，"窍"正因具备"虚""无""通"的特质才有了"管道"之用。人之九窍：阳窍七、阴窍二，即耳二、目二、鼻孔二、口、尿道、肛门。《文子·九守》云："夫孔窍者，精神之户牖；血气者，五脏之使候。"肝、心、脾、肺、肾又称"五神脏"，其中心藏神，肺藏魄，肝藏魂，脾藏意，肾藏志。五脏藏精纳气而不泄，荣养五神，五神往来出入于其窍。若五脏不和，精神涣散，则九窍闭塞，故《素问·生气通天论》云："五藏气争，九窍不通。""孔窍虚，则和气日入"，身体之窍内根于五脏，外感于天地阴阳气运之变化，故孔窍"虚""通"，人体五脏应天地冲和之气而能更好地进行"卫生""修身"。

2. 窍之体用，其根在中气

（1）窍之体、用

"体"涵盖脏腑、所藏之气血津液、所络属之形体官窍等。"用"则侧重功能、阴阳属性、气机升降出入等方面。

唐代崔憬认为："体者，即形质也，用者，即形质上之妙用也……假令天地圆盖方轸为体为器，以万物资始资生为用为道；动物以形躯为体为器，以灵识为用为道；植物以枝干为器为体，以生性为道为用。"

王好古《此事难知》云："胆、胃、膀胱、大肠、小肠、天、六腑、气、表，其体在上，其用在下。两目、两耳、鼻、口、舌、地、五脏、血、里，其体在下，其用在上。"脏为阴、腑为阳，两目、两耳、鼻、口、舌为五脏之开窍，五脏藏精纳气而不泄，荣养五神，五神往来出入于其窍，窍之灵动开阖皆赖其养，故五脏为其体，"其体在下，其用在上"。肝开窍于目，心开窍于舌，脾开窍于口，肺开窍于鼻，肾开窍于耳，故肝、心、脾、肺、肾为窍之体。

李东垣《脾胃论》中述及窍之用："鼻乃肺之窍，此体也；其闻香臭者，用也……盖九窍之用，皆禀长生为近。心，长生于酉，酉者肺，故知鼻为心之所用而闻香臭也。"《东垣试效方》进一步阐述："盖以窍言之，肺也；以用言之，心也。"从以上体、用的划分可知，窍为体，且有相应的荣养之"体"，此体应五脏，（如鼻窍的荣养之体为肺）。同时，还有两个或以上的"用"（如鼻窍之用为肺、心）。王好古《此事难知》有"鼻者肺也，复能闻臭，是鼻中有心也"，即肺开窍于鼻，肺为鼻之体，心为之用；"耳者肾也，复能听声，声为金，是耳中有肺也"，故肾开窍于耳，肾为耳之体，肾、肺为之用；"舌者心也，复能知味，是舌中有脾也"，乃言心开窍于舌，心为舌之体，心、脾为之用；脾开窍于口，脾为口之体，脾、三焦为之用；"目有五轮，通贯五脏", 即肝开窍于目, 肝为目之体, 五脏为用, 而心为之大主 (如《脾胃论》之 "肝之窍通于目, 离为火, 能耀光而见物, 故分别五色也, 肝为之舍")。临床中, 我们观察到素体心气不足、命门火衰者更易出现夜盲和色盲。

(2) 窍之体、用的五行 "象" 属性

张介宾《类经图翼》"知五之为五, 而不知五者之中, 五五二十五, 而复有互藏之妙焉", 即所谓 "五行互藏"。"五行互藏" 指五行的任何一行中又皆有五行可分, 是五行学说的发展与延伸。基于此, 我们认为某一窍的五行 "象" 属性的界定, 应分体、用两方面。"肝开窍于目, 五行属木; 心开窍于舌, 五行属火; 脾开窍于口, 五行属土; 肺开窍于鼻, 五行属金; 肾开窍于耳, 五行属水", 我们所熟悉的窍的这一五行 "象" 属性的界定是基于 "体", 那么, 也就应该有基于 "用" 的五行 "象" 属性的界定 (表 2-1)。

表2-1 窍之体、用的五行 "象" 属性

窍	目	耳	鼻	口	舌
体	肝	肾	肺	脾	心
体之五行 "象" 属性	木	水	金	土	火
用	五脏, 心为之大主	肺、肾	心、肺	三焦、脾	脾、心
用之五行 "象" 属性	火	金、水	火、金	火、土	土、火

(3) 窍之为病

① "阳气烦劳"

《黄帝内经》云: "苍天之气清净则志意治, 顺之则阳气固⋯⋯失之内闭九窍, 外壅肌肉, 卫气散解。此谓自伤, 气之削也⋯⋯阳气者, 烦劳则张, 精绝, 辟积于夏, 使人煎厥。目盲不可以视, 耳闭不可以听, 溃溃乎若坏都。" 即窍之虚、无、通全赖于脏腑之阴阳气血冲和。

"苍天之气贵清净", 王冰注曰: "春为苍天, 发生之主也。" 此

即《脾胃论》所云行于"阳道"之气。人体之上焦，禀"清净"之德，行"肃降"之用，施"雾露之溉"，最忌"燔灼之气"。若秋冬逢少阴君火、少阳相火、厥阴风木等客气加临而失于敛藏，致人体精血阳气竭绝，则再逢发生之时，必气无所依，烦劳而张。"下竭上绝"，则九窍因而"溃溃乎若坏都"，临床多发咳嗽、干咳无痰，鼾眠，鼻衄，梅核气，喉暗，耳鸣，眼涩、眼痒、目中溜火，唇炎、口腔溃疡，舌麻、舌灼热感，痔疮等。

《素问·四气调神大论》云："天气，清净光明者也，藏德不止，故不下也。天明则日月不明，邪害空窍，阳气者闭塞，地气者冒明。"王冰注曰："天所以藏德者，为其欲隐大明，故大明见则小明灭，故大明之德不可不藏，天若自明，则日月之明隐矣。所论何者，言人之真气，亦不可泄露，当清净法道，以保天真。苟离于道，则虚邪入于空窍。"所以，人当固守天真，若真气泄漏，上焦不施其"清净"之用，掩其"大明"之德，则空窍为病。

② "阳气不足，阴气有余"

李东垣从"脾胃"论治九窍之病，认为其病机为"阳气不足，阴气有余"，阴阳不在其位则为邪，阴争于上则阳窍不利、阴流于下则阴窍不利。

"饮食入胃，先行阳道，而阳气升浮也。浮者，阳气散满皮毛；升者，充塞头顶，则九窍通利也。"若碍于湿蕴土壅，或咎于火不生土等缘由所致脾胃虚弱，皆可归为"至而不至，是为不及"。脾为至阴，亦为死阴，失其健运则阴湿下受；至而不至则"所生受病"，肺主诸气，久虚则陷。由此，肺、脾二者叠于下焦，曰"重强"（王冰注为"重，谓脏气重叠；强，谓气不和顺"）。重强之下，"下填九窍之源，使不能上通于天"，是埋九窍之源（体），坏九窍之用。

（4）窍之体用，其根在中气

《素问·阴阳应象大论》云："谷气通于脾……六经为川，肠胃为海，九窍为水注之气。"《脾胃论》云："九窍者，五脏主之，五脏皆得胃气，乃能通利。"脾胃乃气血生化之源，凡五脏中有一脏不能秉生成之气则病，如肺之脾胃虚、心之脾胃虚、肝之脾胃虚、脾胃之脾胃虚、肾之脾胃虚。中气虚则五脏虚，五脏虚则窍之体用皆坏，故《脾胃论》言："脾胃虚则九窍不通。"

（5）窍之体用，其根在四象之土

综上所述，九窍皆禀中气而生，各有其体用五行之偏，故临证中九窍病的治疗当以脾胃为基石，评估体、用之太过、不及而加减用药。

艮土枢机主事寓意阳气来复、推陈致新，承艮丑之土性于艮寅之土中，以枢转水木之气，行生发之令。

巽土枢机主事则阳生阴长，承巽辰之土性于巽巳之土中，以枢转木火之气，行生长之令。

坤土枢机主事则阴充盛，肺行肃降之用，承坤未之土性于坤申之土中，以枢转火金之气，行"从革"之令。

乾土枢机主事则阳收阴藏，承乾戌之土性于乾亥之土中，以枢转金水之气，行"封藏"之令。

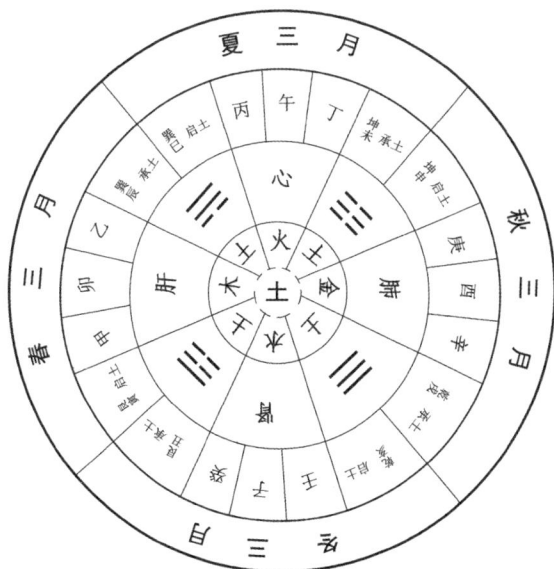

四象承、启之土四时生四脏图

将"四象脾土模型"与"窍之体、用五行象属性"相结合,可推知:①四象土各藏主事之五行,亦含相应五行之"偏象",其太过、不及乃相应之窍发病之本,此即所谓"同气相求"(参见表2-2之"窍之体、用"栏);②"用之五行象属性"对偶数之窍的左或右侧发病影响较大,如目之用为火,巽土枢转木火不及,则左侧目易病,若坤土枢转火金不及,则右侧目易病;又如《难经》"耳者,肾之候,而反闻声,其意何也……肾者,北方水也,水生于申,申者西方金,金者肺,肺主声,故令耳闻声"故金水枢转为病,病右耳,而火金枢转为病,病左耳,如下文之廖氏病案。

表2-2　四象土主枢转与其易感之窍为病

四象土主枢转	易感之窍为病		
	窍之体、用	窍之用	气机升降之理
艮土(水木)			左目、左耳
巽土(木火)	目(木火)	左目	左目、左耳
坤土(火金)	鼻(金火)	右目、左耳	右目、右耳
乾土(金水)	耳(水金)	右耳	右目、右耳

需要进一步说明的是:①东垣"脏气法时升降浮沉补泻图"阐释的是不同时间方位下的阴阳转换和气机升降之理。因此,四象土不仅是"四立"时间象(立春、立夏、立秋、立冬),同时也反映了人之一身阴阳转换和气机升降之理,故而可推知偶数之窍的左、右侧发病情况;②口、舌之体、用为土火及火土,因此在巽土至坤土状态转换间易病;③舌,其尖(火)、边(木)、根(水)部等不同部位又有不同五行之偏象;④"目有五轮,通贯五脏",故目亦含相应五行之"偏象"。

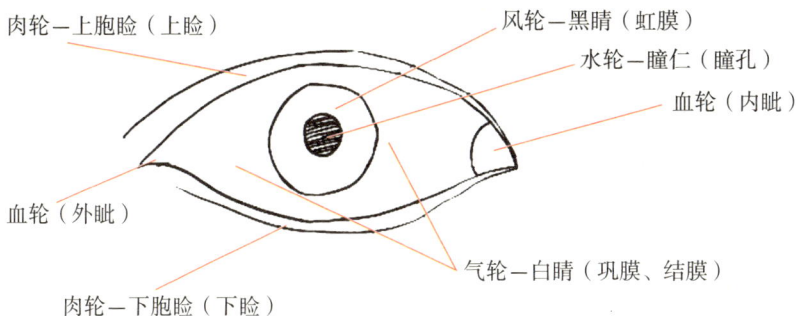

肉轮—上胞睑（上睑）

风轮—黑睛（虹膜）

水轮—瞳仁（瞳孔）

血轮（内眦）

血轮（外眦）

气轮—白睛（巩膜、结膜）

肉轮—下胞睑（下睑）

3. 案例分析

廖氏，1963年11月5日出生。自诉2015年4月初出现眼内眦痒，左侧耳鸣，面部左侧少阳经循经处出疹，痒而发热，继而出现右侧少阳经循经处出疹，痒而发热，以每日午后至晚上明显。经皮肤科治疗一月余效果欠佳，于5月9日前来就诊，诉眼内眦痒、刺痛，左侧耳鸣。面部两侧少阳经、阳明经循经处出疹，色红、痒，局部皮肤干燥、发热，以每日午后至晚上明显。心慌，心烦，寐差，眠浅，乏力，下肢寒甚，手心发热，口干口苦，纳欠佳，二便尚调。舌淡暗，中后部白腻苔。两寸、关脉长弦、偏数，两尺沉。

中医病机解析：患者出生于癸卯年五之气，主气阳明燥金，客气厥阴风木，在泉少阴君火，灼肺之气阴，碍肾之封藏，肝体用皆损，体质格局为先天乾土不及，禀木火之偏象。

受2014甲午年五、六之气（五之气客气少阳相火、末之气客气阳明燥金，阳气"烦劳而张"致"精绝"）影响：四象土之乾土不能阴中求阳，失其乾健之用；而末之气所致之"精绝"及一之气的主、客厥阴风木，更致艮土过早枢转。

逢2015乙未年，大运燥金不及，司天太阴湿土，湿蕴土壅，脾胃运化失职。《医方集解·补中益气汤》云："伤其脾胃，则众体无以禀气而皆病矣，阳气下陷，则阴火上乘。"加之二之气客气少阴君火的助力，苍天之气清净受损，肃降不及，受纳乏源，肾水下涸，阳气由此更加烦劳而张。

患者表现多为窍之病：①眼内眦痒、刺痛。"目有五轮，通贯五脏"，内眦应心，火妄行而伤肝体、灼心阴，坏其体用，故痒而刺痛。提示君火不藏、相火亦泄。②左侧耳鸣。今肺失清肃，故耳鸣，而其邪为火，致火金枢转为病，且人体气机左升而右降，故左耳鸣。③面部出疹，痒而发热，以每日午后至晚上明显，出疹顺序：左侧少阳经循经处、右侧少阳经循经处、两侧阳明经循经处。素体精血不足、肺肾亏虚之人在午后（一日分四时，午后为秋季，应肺脏，主肃降）由于"阴不涵阳"故气血当降而不降，阳明为多气多血之经，且头为诸阳之会，故郁滞于头面部阳明、少阳经循经处局部。相火炎上，木火刑金，肺不降则胃失和降，故其疹发于少阳，后及阳明、先左侧后右侧。提示阳明阖机不利，肺肾失交。④下肢寒甚，手心发热。《素问·阴阳离合论》云："三阴之离合也……少阴为枢。"少阴枢转阴阳，所系脏腑心火肾水，枢转不利则水火失济，或寒化，或热化，或下寒上热。《长沙药解》云："癸水之温者，相火之下秘也，君火不藏，则相火亦泄，君相皆腾，是以上热。"素体精亏之人，肾水不能上济心火，再逢乙未年客气君火，君火不藏则相火亦泄，是以下寒而上热。提示心肾失交，上热下寒。舌淡暗，中后部白腻苔，两寸关脉长弦、偏数，两尺沉，舌脉象亦应之。

患者眼内眦痒、刺痛；左侧耳鸣；面部少阳、阳明经循经处出疹、痒，此乃三窍之病（目之窍、耳之窍及皮肤孔窍。其中，皮肤之孔窍归于肺，"肺主皮毛"），与艮土主事阶段至巽土间的木火刑害相关，而此之木火为贼则皆可归咎于中气之湿蕴壅滞而陷。

中药处方：补中益气汤加减。党参30g，黄芪50g，白术30g，炙甘草30g，升麻20g，柴胡10g，生姜15g，红枣15g，当归15g，陈皮15g，吴茱萸3g，肉桂3g，白芍15g，乌梅15g，酒黄芩6g，鳖甲10g（先煎）。

方药解析：升麻加量，协柴胡、黄芪、生姜，由至阴之下以升苍天之气，使上通于天，解"重强"之困；黄芩酒制则为阴中之阳，上行头面，清肃阳明；炙甘草加量以培土伏火；白芍、乌梅味酸气平，收浮热，平肝木；吴茱萸、肉桂降逆，温固下元；鳖甲禀金水之性，滋肾潜阳。

患者服药1周后复诊，诉症状明显好转。

4.小结

（1）窍之为病，或因"阳气烦劳"所致"下竭上绝"，或因"阳气不足，阴气有余"，重强之下"下填九窍之源，使不能上通于天"，埋九窍之源（体），坏九窍之用，而后者多可从脾胃论治。

（2）《黄帝内经》认为"肝开窍于目""肾开窍于耳"，此乃窍之体，而窍之用多为后人所忽视。窍皆有其体、用之五行"象"属性，且这一体、用五行之"偏象"即成为其日后发病的"病理印记"。

（3）窍有其体、用五行之"偏象"，而四象土各藏主事之五行，亦涵相应五行之"偏象"，其太过、不及乃相应之窍发病之本，此即谓"同气相求"。此外，"用之五行象属性"对偶数之窍的左或右侧发病影响不同。

（4）九窍为气机"出、入"之枢，脾胃为五脏调衡之枢。九窍各有其体、用，且皆禀中气而生。通过调脾胃枢机（进而调衡五脏，即窍之体）以调九窍之枢，即"以枢调枢"也。

（5）肝、心、脾、肺、肾又称"五神脏"，五脏藏精纳气而不泄，荣养五神，五神往来出入于其窍，故调四象脾土之枢机（进而和五脏）以调九窍之神。

三、四象脾土四时六气调五脏用药法要——芪石升降归元饮释义

1.四象承、启之土四时生四脏

将李东垣"脏气法时升降浮沉补泻图"与后天八卦相对应，可知

一年四时之土有四象之常态：艮土（丑位）、巽土（辰位）、坤土（未位）、乾土（戌位）。卦由阴爻、阳爻组成，揭示脾胃作为枢机，随四时阴阳变更而所含阴阳盛衰、所处阴阳消长状态不同，因此，于四时中所生脏腑不同，体用有别。基于此，我们构建了四象脾土模型：艮土枢机主事寓意阳气来复，推陈致新，承艮丑之土性于艮寅之土中，以枢转水木之气，行"生发"之令；巽土主事则阳生阴长，承巽辰之土性于巽巳之土中，以枢转木火之气，行"生长"之令；坤土主事则阴充盛，肺行肃降之用，承坤未之土性于坤申之土中，以枢转火金之气，行"从革"之令；乾土主事则阳收阴藏，承乾戌之土性于乾亥之土中以枢转金水之气，行"封藏"之令。

2. 芪石升降归元饮

（1）方药组成

黄芪、知母、升麻、柴胡、桔梗、山药、党参、赤石脂/赭石（先煎）、鸡内金、生麦芽、茯苓、麦冬、天冬、五味子、熟地黄、砂仁（后下）、巴戟天。

（2）四象土格局用药释义

①艮土格局：升麻、柴胡

俞琰《周易集说》云："艮居东北丑寅之间，于时为冬春之交，一岁之气于此乎终，又将于此乎始。始而终，终而始，终始循环而生生不息，此万物所以成终成始于艮也。艮，止也，不言止而言成，盖止则生意绝矣，成终而复成始，则生意周流，故曰成言乎艮。"艮卦于十二地支对应丑、寅。

《释名》："丑，纽也；寒气自屈纽也。"《说文解字》："十二月万物动，用事。"《淮南子·天文训》《广雅》《释言》皆曰："糸部曰纽、系也；一曰结而可解。十二月阴气之固结已渐解，故曰纽也。"冬三月亥子丑，此谓闭藏，水冰地坼，无扰乎阳，本生意已绝，然丑月（即十二月），天地阴寒之气凝滞渐开、缠绕渐解，故万物得以"动用事"

而有屈曲欲冒之态，此乃开结破冰之象也。

《释名》："寅，演也；演生物也。"徐曰："正月阳气上锐，而出
阂于宀也。"丑月阴结渐解，而天地之阴气尚强，犹如"宀"之覆盖之
象，故阳不得达，正月阳气萌动，上而出，万物因此开始演绎生化。
可见，丑应于艮卦，是止而又始，寅继丑而应于艮卦，是始而又成，
由此，生意周流也！

张锡纯谓："柴胡，禀少阳升发之气，为足少阳主药，而兼治足
厥阴。"由此可知，柴胡入足少阳胆经，行"相火"之用。"凡十一脏
皆取决于胆"，冬三月天地之阴气尚强，得此相火温煦，而成开结破冰
之势，艮土之郁可解，此其一也；少阳为厥阴肝木之中气，木受火扇，
万物因此演绎生化，此其二也。故王好古曰："四时总以柴胡为时剂，
十一脏皆取决于少阳，为发生之故也。"

《辅行诀五脏用药法要药性探真》云："升麻药用部分为其根，而
其根外黑内白……为阳在内阴在外之药……阳本升发宣畅之性，外有
沉降内收之阴束之，则郁积在内……旺盛期开花色白，乃阳精得以宣
畅之象。"故其用"升阳"，实为宣畅阳精。《本草经解》云："升麻气
平微寒，禀天秋平冬寒金水之气……味苦甘无毒，得地南方中央火土
之味……为阴中之阳，能升阳气于至阴之下，阴精所奉，其人寿也。"
艮土枢机主事，丑土承接冬季金水之性而涵养肺肾，立春后之土虽禀
赋丑土封藏之性，却逢木火之气加临而成寅土格局，从而开启春生之
象。升麻，根外黑内白，具升发宣畅、破阴外束之象；升麻禀天秋平
冬寒金水之气，得地南方中央火土之味，能升阳气于至阴之下，应于
艮土承启之象，故可谓艮土"枢机药"。李中梓《雷公炮制药性解》
云："升阳气于至阴之下，故名升麻。"张锡纯云："人之大气直陷至九
渊，必需升麻之大力者，以升提之。"戌月，火灭于上，阴以主事；阳
入于地，行乾健之用。至艮土主事之时，此潜藏一冬之乾阳借升麻升
提之力以达至阴之下。

升麻蕴升达至阴之力，柴胡备推陈致新之用，二者协同，"变止而始，再始而又成"，自此，生意周流也！

②巽土格局：黄芪、生麦芽、桔梗

巽卦，一阴爻伏在二阳爻的下面，象征伏、顺。阴顺从阳是自然之道，所以"前进有利"。巽卦于十二地支对应辰、巳。《释名》："辰，伸也；物皆伸舒而出也。"辰月天地生气已盛，长气发泄，万物"句者毕出，萌者尽达"，故《律历志》曰："振美于辰。"《释名》："巳，已也；阳气毕布已也。"《增韵》："阳气生于子，终于巳。"可知，阳用事至巳而极。可见，辰巳应于巽卦，是阳布政、穷极其用以令诸阴。由此，阳升阴长。

黄芪，《神农本草经》云："味甘，微温。"叶天士谓："黄芪气微温，禀天春升少阳之气，入足少阳胆经、手少阳三焦经；味甘无毒，禀地和平之土味，入足太阴脾经。气味俱升，阳也。"胆、三焦，少阳相火也；太阴脾者，湿土也。黄芪，备"甲己化土"之用，而其生升之象，助阳气毕布。

生麦芽，张锡纯谓："性平、味微酸……善舒肝气……肝主疏泄为肾行气，为其力能舒肝，善助肝疏泄以行肾气。"

桔梗，叶天士谓："桔梗气微温，禀天初春稚阳之木气，入足少阳胆经；味辛……入手太阴肺经。气味俱升，阳也。"张锡纯谓："桔梗为药中之舟楫，载诸药之力上达胸中。"

黄芪、生麦芽、桔梗，阖厥阴、枢少阳、开太阳，毕布阳气。明·张介宾《景岳全书》卷五十："善补阴者，必于阳中求阴，则阴得阳生而泉源不竭。""地气上为云"，阳升阴长，故亦可解"上燥"。

③坤土格局：山药、赤石脂／赭石、鸡内金

《史记·律书》云："庚者，言阴气庚万物。"即万物发生"庚（更）变"须赖"阴气"以成。坤卦为三个阴爻，其阴充盛则浮游之火得以枢转敛藏，万物由此庚变。坤卦于十二地支对应未、申。

《释名》云："未，昧也；日中则昃，向幽昧也。"昃，太阳向西。午后太阳西斜，喻盛极而衰。《淮南子·天文训》云："木生于亥，壮于卯，死于未。"此即昧之意。

《史记·律书》云："申者言阴用事，申贼万物。"申，金气也。《素问·六元正纪大论》有"阳明所至为司杀府，为庚苍"，即万物得春夏风木生发之苍化，于此时遇金气而"庚（更）变"。

《医原》云："坤为地，坤之左为震之雷火、巽之风火、离之正火，是火出地下也，而非火也，乃火之阳气下降于地也；若阳降于地，而气运之不周，则赤卤不毛，而地象变矣。然论卦象犹虚也，请实征诸时。试观一岁之间，夏至以后，酷暑炎蒸，若非阴气潜生，大雨时行，则大地皆成灰烬矣。"

可见，未申应于坤卦，是阴主事，用从革，行庚变，由此，万物致养！

山药色白入肺，味甘归脾，液浓益肾。《神农本草经》云："补虚羸……补中益气力，长肌肉。"

张锡纯谓："鸡内金，鸡之脾胃也……味酸而性微温……不但能消脾胃之积，无论脏腑何处有积，鸡内金皆能消之。"

赭石，色赤，性微凉，其质重坠，善镇逆气。

山药养阴，可备"庚万物"之用；赭石降震之雷火、巽之风火、离之正火；"六腑皆取禀于胃"，鸡内金通降胃腑，则六腑皆降，天气以降。

由此，坤之阴充实，火降且能安伏于土中，加之六腑之气皆通，天气则清净而无木火相扰之虞。

④乾土格局：麦冬、天冬、熟地黄、伏苓、五味子、巴戟天

乾卦，三个阳爻，于十二地支对应戌亥。戌月，阳下入地也，地上无火，生机败，万物皆竭，故《史记·律书》云："戌者，言万物尽灭。"《淮南子·天文训》："亥者，阂也。"《说文解字》："荄也。"《尔

雅·释草》:"荄，根。"意指当此之时，能量闭藏于地下以养根，即冬藏之时，天气阳气、人体元气不是消亡，而是以"精"的形式进行储备，如同种子，是来年生发的原动力。《本义》:"乾，健也。"乾卦临阴位（西北方），因阴多凝滞，须赖乾之健方得以周行不息。

可见，戌亥应于乾卦，阴主事，火灭于上，阳入于地，行洪炉之炼。赖此太极阴地之鱼眼，生机不绝！

麦冬、熟地黄、茯苓、五味子、巴戟天，即引火汤，出自陈士铎《辨证录》。方中熟地黄为君，大补肾水，麦冬润肺，二者金水相资。五味子，李中梓《雷公炮制药性解》云:"味皮肉甘酸，核中苦辛，且都有咸味，五味俱备，故名……五味属水，而有木火土金，故虽入肺肾，而五脏咸补，乃生津之要药，收敛之妙剂。"五味子兼备五味，入五脏，其性收敛，故具"归"脏之用。《辅行诀五脏用药法要药性探真》云:"虽其五味俱全，毕竟有所偏颇，多酸苦而少它味。而酸苦二味正合《素问》'酸苦涌泄为阴'之说，其势趋下而归肾……细究其'除热'，所除当是阴不恋阳之浮热。"茯苓，李中梓《雷公炮制药性解》云:"茯苓色白，是西方肺金之象也；味淡，是太阳渗利之品也；微甘，是中央脾土之味也。"清肺金、平肝木，其性趋下，则火不得不随；附桂为引火归元圣药，然其有耗肾水之虞，故用巴戟天之温，则水火既济，安于肾宫。

明·张介宾《景岳全书》卷五十云:"善补阳者，必于阴中求阳，则阳得阴助而生化无穷。"引火汤于众多滋阴、敛降之药中，以一味巴戟作太极阴地之鱼眼，唱和生机，《素问·金匮真言论》有"夫精者，生之本也"，即元气以"精"的形式进行储备，作为来年原动力；此阳精须得阴精之涵养方可生化无穷。

受南方"炎方""瘴乡"之地域、气候特点影响，致该地域人群多脾虚湿壅，下元摄纳不及。故乾土阶段以引火汤制方思路为治疗法要，在此基础上加砂仁，一则纳气，二可解熟地黄之滋腻。

（3）方名释义

芪石升降归元饮方名释义：①"芪"为左药之首，乃生升之象；"石"为右侧之药，性浊而重镇。②"升降者，枢也"。脾胃土乃人身脏腑气机升降之中枢，四象之脾胃土更是四时顺接承启之枢、阴阳变更调衡之枢，担当"主中央、于四时生四脏"之职。纵观芪石升降归元饮，包罗四象之艮土格局、巽土格局、坤土格局及乾土格局之药。③"须待春夏以生长，方有秋冬可成承"，此方有春夏亦有秋冬，自此而生意周流，万物归元。"盖四时之序，节满即谢；五行之性，功成必复；阳极而降，阴极而升；日中则昃，月盈则亏……此天之常道也"，道，元也。

3. 重视承土"杀机"之用

四季月，即：丑、辰、未、戌，五行象属性为土。亥、子、丑冬三月，丑月所承五行为土、水、金；寅、卯、辰春三月，辰月所含五行为土、木、水；巳、午、未夏三月，未月所禀五行为土、火、木；申、酉、戌秋三月，戌月所孕五行为土、金、火。一方面，因丑、辰、未、戌处四隅位，故其气不纯，掺和其余四行，但相对于土而言其他几行力量较弱，故丑、辰、未、戌的五行象属性仍为土；另一方面，丑、辰、未、戌各自承载着四时相应主事之四行（木、火、金、水）之政令德施，化修丰满四脏。如寅、卯、辰春三月，木气由土下水中生发，故辰土所含五行：中气为木、余气为水；申、酉、戌秋三月，肺行肃降之用，将夏季浮游于外之火收归于土中，故戌土所含五行：中气为金、余气为火。此即《黄帝内经》所谓"四时生四脏"之意，故易学中称此时之土为"四库、四墓"。

因此，用药须重视承土之"承"，即"杀机"之用。如艮丑承土，若金水之体不及，将提前进入艮寅启土格局，故酌加滋润之药，以固丑土。2014甲午年五之气客气少阳相火、末之气客气阳明燥金，热与燥皆煎灼人体肝肾精血、耗伤肺之气阴，致"精绝"，致其后"艮丑承土"金水之性封藏涵养不足而处于"卑监"之态。临床中，若能于乾土至艮丑承土阶段及时干预以补益肺脾、养阴润燥，则可助其金、水之藏养，由此，既能和缓2014年冬季"燥气横行"之害，又能减缓2015乙未年初之气"风木大行其令、肝肺失和"的影响。

4. 重视启土"推新"及其"中气扶助或制衡"之用

四象土分承土、启土。四象之启土分别对应立春、立夏、立秋及立冬，启土是在承的基础上开启新的格局。

（1）艮土之启对应寅

寅月，本气为甲木，中气为丙火。厥阴者，两阴交尽也，为阴之"阖"，"厥阴从乎中气（少阳相火）"，相火温煦，则水暖、土温、木达，人体肝气借此由土下水中而上疏，至卯而得其全真之气（每季第二月为相同五行的阴、阳干。卯、午、酉、子为四正位，其气纯，主事的木、火、金、水四行之气最旺，故易学又称"四帝王"）。寅为立春，甲木为雷，甲木应胆，"凡十一脏皆取决于胆"，由此，开启万物演绎生化之格局。临床中，酌加温助相火之用的药物以开艮土启局，如柴胡、葛根、羌活、防风、桔梗、独活、细辛、荆芥、香附、生麦芽等。

（2）巽土之启对应巳

巳月，本气丙火，中气庚金。人体之上焦，禀"清净"之德，行"肃降"之用，施"雾露之溉"，最忌"燔灼之气"。巳者，阳布政、穷极其用，故此时之火须得肺清肃之力以制衡，方不致亢而为害。临床中，可酌加黄芩、麦冬、百合、知母、石膏、黄连、栀子、香豉等。

（3）坤土之启对应申

申月，本气庚金，中气壬水。壬水应膀胱，壬水为阳水，膀胱为足太阳经脉之腑，《黄帝内经》五运六气将太阳与寒水相应，何意？太阳，阳之大也，水在高源，是赖阳气蒸腾，故经曰"地气上为云"，而后升已而降，"天气降为雨"。借阳明从庚之用，坤土之阴日渐充盛，然脾土恶湿，亦为死阴，而壬水之用，行升降以成"活水"也。临床中，可酌加用药以和顺坤土启局，如茯苓、白术、茵陈、滑石等。

（4）乾土之启对应亥

亥月，本气壬水，中气甲木。"气，赖血以养；阳，附阴以载"，西北阴位，缘甲木，而有乾健之用。故临床中，可酌加温固下元之药以成乾土启局，如巴戟天、肉桂、砂仁、姜炭、淫羊藿、肉苁蓉、菟丝子。

5. 非时之气，气交有变，四象脾土六气调神

一年四时，各有其所主、所养之脏，一有所逆，则不仅本脏为病，且累及其余之脏，五行的常态循环因此破坏，生长化收藏之众"象"因而生变。"时有常位而气无必也"，故四时之土有备化之德也有卑监之态。年运更替、六气轮转中"太过、不及"所致"未至而至，至而不至"，或可使天地气机升降不前、气交有变而产生郁滞，四象脾土枢机由此而枢转不利，感应于不同体质人群出现相应脏腑阴阳失和。故应依据每年运气变化下的四时脾主令之特性加减用药，即时调整失衡之脾"土"，以调人体肝肺、心肾、肺肾等枢机，和脏腑气血、阴阳、体用之神机。

（1）艮土格局加减用药

艮土格局之不及，减乾土、坤土格局用药，酌加解水寒、土湿、木郁之药。如附子、干姜、益智仁、乌头、桂枝、川芎、吴茱萸、川椒、小茴香、高良姜等。

艮土格局之太过，减巽土格局用药，酌加补益肝肾、甚则泻肝之药。如白芍、生牡蛎、牡丹皮、茵陈、酸枣仁、枳实、乌梅、当归、川楝子。

（2）巽土格局加减用药

巽土格局之不及，重视中气"相火"之用。

巽土格局之太过，扶助中气"肺金"以制衡，同时须补益肝肾。

方药参前。

（3）坤土格局加减用药

坤土格局之不及，减艮土、巽土格局用药，酌加养胃阴、脾阴及肺阴之药。如麦冬、石斛、天花粉、桑叶、百合、芦根、五味子、山药、小麦、红枣等。

坤土格局之太过，减乾土格局用药，酌加健脾祛湿之品以救土之困顿、解脾肺两脏之"重强"。如草豆蔻、白豆蔻、苍术、半夏、薏苡仁、草果、藿香、石菖蒲等。

（4）乾土格局加减用药

"阴中求阳，滋阴潜阳"，如胡芦巴、肉桂、砂仁、生地黄、黄柏、知母、玄参等。

6. 小结

（1）芪石升降归元饮，包罗四象之艮土格局、巽土格局、坤土格局及乾土格局之药，故可作为四象脾土基础方。

（2）一年四时中，四象承土各有其所主、所养之脏，用药须重视承土的"承"和"杀机"之用，即"虚则补之"。

（3）四象之启土分别对应立春、立夏、立秋及立冬，启土是在承的基础上开启新的格局，用药须重视启土"推新"及其"中气扶助或制衡"之用。

（4）四象脾土为四时顺接承启之枢及阴阳变更调衡之枢，依据每年气运变化下的四时脾主令之特性加减用药，即时调整失衡之脾"土"，以调人体肝肺、心肾、肺肾等枢机，和脏腑气血、阴阳、体用之神机。

第二节 四象脾土与六经开阖枢

一、六经病即开阖枢病

1.道在与时而消息

十二消息卦又称十二月卦，是从六十四卦中选取十二卦（复、临、泰、大壮、夬、乾、姤、遁、否、观、剥、坤）配以十二个月，取其象以表述一年十二个月的阴阳消长过程。即：复主十一（子）月，临

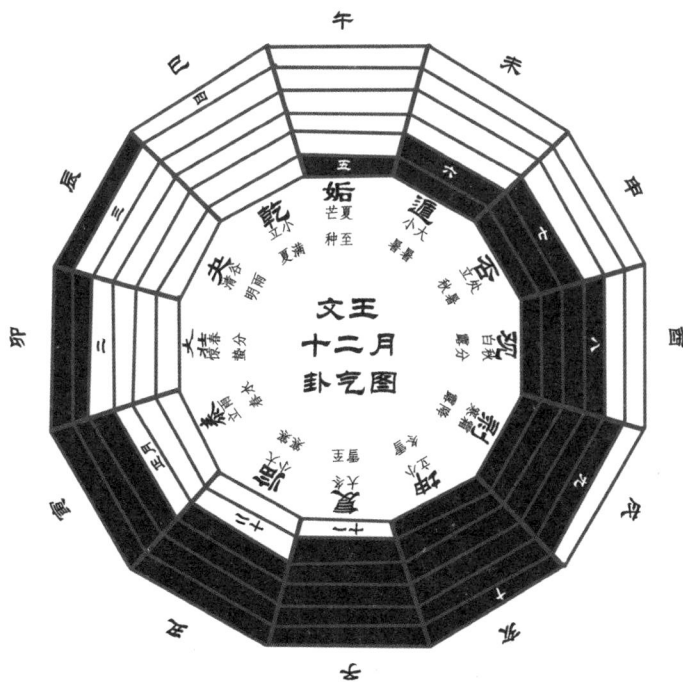

十二月卦气图

主十二（丑）月，泰主正（寅）月，大壮主二（卯）月，夬主三（辰）月，乾主四（巳）月，姤主五（午）月，遁主六（未）月，否主七（申）月，观主八（酉）月，剥主九（戌）月，坤主十（亥）月。"消"，阳爻去而阴爻来；"息"，阴爻去而阳爻来。十二卦中，从子月复卦到巳月乾卦，阳爻从初爻的位置逐次上升，称为"息卦"；从午月姤卦到亥月坤卦，阴爻逐序上升，阳爻依序递减，称为"消卦"。

图中，亥时阴盛极，巳时阳盛极，故亥、巳可称之为"盛极之时"；子时一阳初生，午时一阴初生，子、午为"初生之时"；寅时、申时阴阳平分，寅、申为"平分之时"，可见，阴阳消息之象取决于阴、阳量之多少。

2. 气有多少，异用也

《素问·至真要大论》中黄帝询问岐伯："阴阳之三也何谓？岐伯曰：气有多少，异用也。"即是言明，阴阳之气既然会有量的差异，就必然会反映在功用上的不同。《素问·阴阳离合论》云："是故三阳之离合也，太阳为开，阳明为阖，少阳为枢……是故三阴之离合也，太阴为开，厥阴为阖，少阴为枢。"因此，一阴、二阴、三阴，一阳、二阳、三阳，这些属阴或阳的一、二、三之"数"，所对应的其实是不同的"象"（阴阳消息之象），正所谓"数以征象"也！是"开、阖、枢"不同的功用影响下的各种象的集合。

综上所述，阴阳消息之象取决于阴、阳量之多少，阴阳之气既然会有量的差异，就必然会反映在功用上的不同，即开、阖、枢。因此，三阴三阳开阖枢的不同功用承启着自然阴阳二气之消长循环与气交演绎。

3. 六经病即开阖枢病

基于对三阴三阳开阖枢理论的认识，张仲景构建了《伤寒论》六经辨证体系。而"六经非经论""时位辨证"等观点的提出，说明越来越多的中医人已经认识到，《伤寒论》六经辨证体系其实是一种合经络、脏腑、气血、阴阳为一体，熔时空变化为一炉的辨证思维。纵观

《伤寒论》，其症、其脉、其传经与不传、其欲解时，甚至其死、自愈，都可归为三阴三阳开、阖、枢影响下的各种"象"的集合，故曰"六经病实为开阖枢病"。以下为《伤寒论》条文列举：

太阳病，发热，汗出，恶风，脉缓者，名为中风。

太阳病，或已发热，或未发热，必恶寒，体痛，呕逆，脉阴阳俱紧者，名曰伤寒。

病有发热恶寒者，发于阳也；无热恶寒者，发于阴也。发于阳，七日愈；发于阴，六日愈。以阳数七，阴数六故也。

问曰：病有太阳阳明，有正阳阳明，有少阳阳明，何谓也？答曰：太阳阳明者，脾约是也，正阳阳明者，胃家实是也；少阳阳明者，发汗、利小便已，胃中燥烦实，大便难是也。

三阳合病，脉浮大，上关上，但欲眠睡，目合则汗。

少阳之为病，口苦、咽干、目眩也。

太阴之为病，腹满而吐，食不下，自利益甚，时腹自痛。若下之，必胸下结硬。

少阴之为病，脉微细，但欲寐也。

凡厥者，阴阳气不相顺接，便为厥。厥者，手足逆冷者是也。

少阴病脉紧，至七八日，自下利，脉暴微，手足反温，脉紧反去者，为欲解也。虽烦下利，必自愈。

少阴病，四逆恶寒而身踡，脉不至，不烦而躁者，死。

二、三阴三阳开阖枢机红外热像图模型的构建
及其对六经辨证论治指导价值初探

《伤寒论》六经辨证论治体系是一种合阴阳、脏腑、经络、气血为一体，熔时空变化为一炉的辨证思维，即时位辨证。

王琦提出"六经非经论"，认为三阴三阳是划分"病"的概念，六

经病各有基本特点和属性，绝不是单纯的经络配属的概念。

多年来，我们应用六经辨证的同时对患者进行人体红外热成像检测分析，发现二者吻合度极高。同时，我们观察到六经分型红外热像图具有特定的气血经络状态模型特点，对临证六经辨证论治进行了探索，认为能起到客观而形象的补充指导意义。

1. 三阴三阳不应阴阳

《素问·阴阳离合论》云："黄帝问曰：余闻天为阳，地为阴，日为阳，月为阴。大小月三百六十日成一岁，人亦应之。今三阴三阳不应阴阳，其故何也？岐伯对曰：阴阳者，数之可十，推之可百，数之可千，推之可万，万之大不可胜数，然其要一也。天覆地载，万物方生。未出地者，命曰阴处，名曰阴中之阴；则出地者，命曰阴中之阳。阳予之正，阴为之主。故生因春，长因夏，收因秋，藏因冬。失常则天地四塞。阴阳之变，其在人者，亦数之可数。

"帝曰：愿闻三阴三阳之离合也。岐伯曰：圣人南面而立，前曰广明，后曰太冲。太冲之地，名曰少阴。少阴之上，名曰太阳。太阳根起于至阴，结于命门，名曰阴中之阳。中身而上名曰广明，广明之下名曰太阴，太阴之前，名曰阳明。阳明根起于厉兑，名曰阴中之阳。厥阴之表，名曰少阳。少阳根起于窍阴，名曰阴中之少阳。是故三阳之离合也：太阳为开，阳明为阖，少阳为枢。三经者，不得相失也，搏而勿浮，命曰一阳。

"帝曰：愿闻三阴。岐伯曰：外者为阳，内者为阴。然则中为阴，其冲在下，名曰太阴，太阴根起于隐白，名曰阴中之阴。太阴之后，名曰少阴，少阴根起于涌泉，名曰阴中之少阴。少阴之前，名曰厥阴，厥阴根起于大敦，阴之绝阳，名曰阴之绝阴。是故三阴之离合也，太阴为开，厥阴为阖，少阴为枢。三经者不得相失也，搏而勿沉，名曰一阴。"

三阴三阳是中医理论体系中极为重要的概念，也是中医理论体系构建的模式之一，《黄帝内经》中有诸多关于三阴三阳的论述，在不同篇章中其含义不尽相同。赵京伟将其归纳为以下四个方面：①经络之三阴三阳。手足三阴三阳十二经脉配属相应脏腑，多见于《灵枢·经脉》，论十二经脉的循行及"是动""所生"病候。②热病之三阴三阳。主要针对热病发展变化规律的论述。③气化之三阴三阳，用以阐释运气更迭下的自然气候、物候及人体病候。主要在《素问·六微旨大论》《素问·天元纪大论》诸篇。④研究阴阳离合规律及开、阖、枢等生理功能，如《素问·阴阳离合论》《素问·阴阳别论》中按阴阳理论分述三阴三阳的病机、主病并推测预后等。

一般认为，三阴三阳代表"气"之多少。《素问·至真要大论》云："帝曰：愿闻阴阳之三也何谓？岐伯曰：气有多少，异用也。帝曰：阳明何谓也？岐伯曰：两阳合明也。帝曰：厥阴何也？岐伯曰：两阴交尽也。"钟海平认为古人对事物的观察不在于对个体的形态结构的描画及分析，而注重对事物整体动态及功能的把握，作为一种思维工具，"数"实质上是"象"，它并不偏向于定量，而偏向于定性。阴阳之气既然有量之差异，则必有用之不同，"开、阖、枢"即是"用"之具体体现。《素问·阴阳离合论》云："是故三阳之离合也，太阳为开，阳明为阖，少阳为枢……是故三阴之离合也，太阴为开，厥阴为阖，少阴为枢。"刘力红认为开、阖、枢是三阴三阳工作的机制，三者缺一不可。

《素问·阴阳离合论》提出"三阴三阳不应阴阳"之说，指明天地阴阳的变化不是一分为二的阴阳法则，不是以数建立的推演模型，而是依时间、方位等以取"象"。《素问·五运行大论》云："子午之上，少阴主之；丑未之上，太阴主之；寅申之上，少阳主之；卯酉之上，阳明主之；辰戌之上，太阳主之；巳亥之上，厥阴主之。不合阴阳，其故何也？岐伯曰：是明道也，此天地之阴阳也。夫数之可数者，人中之阴阳也，然所合，数之可得者也……天地阴阳者，不以数推，以象之谓也。"顾植山认为三阴三阳的模式起源于河图生数的交变，河图洛书是时空统一的模型，三阴三阳在河图的方位决定了三阴三阳的气化特点，少阳相火、阳明燥金、太阳寒水、厥阴风木、少阴君火、太阴湿土继而系连经络而为分证纲领。苏庆民认为《伤寒论》三阴三阳和《周易》六爻、象数有着密切关系，《伤寒论》主要引用"天以六六为节"和七日来复的《易》数，反映《伤寒论》三阴三阳辨证"象以定数""数以征象"的特征。

2. 三阴三阳开阖枢常态及病态之象

《黄帝内经》构筑了庞大的藏象体系，其中也涵盖了三阴三阳开、阖、枢常态及病态影响下的天地自然之气候、物候及人体生理病理之象。

《素问·五常政大论》云："升明之纪，正阳而治，德施周普，五化均衡。其气高，其性速，其用燔灼，其化蕃茂，其类火，其政明曜，其候炎暑，其令热，其脏心，心其畏寒，其主舌，其谷麦，其果杏，其实络，其应夏，其虫羽，其畜马，其色赤；其养血，其病瞤瘛，其味苦，其音徵，其物脉，其数七。"

"伏明之纪，是谓胜长。长气不宣，藏气反布，收气自政，化令乃衡，寒清数举，暑令乃薄，承化物生，生而不长，成实而稚，遇化已老，阳气屈服，蛰虫早藏。其气郁，其用暴，其动彰伏变易，其发痛，其脏心，其果栗桃，其实络濡，其谷豆稻，其味苦咸，其色玄丹，其畜马彘，其虫羽鳞，其主冰雪霜寒，其声徵羽，其病昏惑悲忘，从水化也。少徵与少羽同，上商与正商同。邪伤心也，凝惨凓冽，则暴雨霖霪，眚于九，其主骤注，雷霆震惊，沉阴淫雨。"

"赫曦之纪，是为蕃茂。阴气内化，阳气外荣，炎暑施化，物得以昌。其化长，其气高，其政动，其令鸣显，其动炎灼妄扰，其德暄暑郁蒸，其变炎烈沸腾，其谷麦豆，其畜羊彘，其果杏栗，其色赤白玄，其味苦辛咸，其象夏，其经手少阴、太阳，手厥阴、少阳，其脏心肺，其虫羽鳞，其物脉濡，其病笑、疟、疮疡、血流、狂妄、目赤，上羽与正徵同。其收齐，其病痓，上徵而收气后也。暴烈其政，藏气乃复，时见凝惨，甚则雨水、霜雹、切寒，邪伤心也。"

"升明之纪，正阳而治，德施周普"，其描述的正是太阳开机主事下天地自然之象，伏明之纪对应于太阳开机不及之象，而赫曦之纪描述的则是太阳开机太过之象。

《素问·五常政大论》云："黄帝问曰：太虚寥廓，五运回薄，盛衰不同，损益相从，愿闻平气，何如而名，何如而纪也？岐伯对曰：昭乎哉问也！木曰敷和，火曰升明，土曰备化，金曰审平，水曰静顺。帝曰：其不及奈何？岐伯曰：木曰委和，火曰伏明，土曰卑监，金曰从革，水曰涸流。帝曰：太过何谓？岐伯曰：木曰发生，火曰赫曦，土曰敦阜，金曰坚成，水曰流衍。"

五行之治各有太过不及，阴阳之气依其所含阴阳多少分为三阴三阳，年运更替及六气轮转所形成的气运格局不同，"气有多少，形有盛衰，上下相召而损益彰矣"，故形成自然万象皆有三态，即：平气（常态之三阴三阳开、阖、枢）、太过与不及（病态之三阴三阳开、阖、枢）。《黄帝内经》中对这些常态、太过、不及之"用"影响下的气候、物候及人体病候之"象"进行了分类阐述。

综上所述，三阴三阳是阴阳气交之演绎，揭示自然阴阳之道，并征象以应之，即四时六气更替中阴阳气交所形成的气候、物候及病候之六"象"，此即所谓"三阴三阳不应阴阳"。不同气运影响下人体所形成的开阖枢的格局不同，若能对其常态及病态之用与象进行深入的探讨，必将加强我们对人体疾病病机的认识。

3. 三阴三阳开阖枢气血经络状态模型的构建

《素问·天元纪大论》云："寒暑燥湿风火，天之阴阳也，三阴三阳，上奉之。木火土金水火，地之阴阳也，生长化收藏，下应之。""气有多少，形有盛衰，上下相召而损益彰矣。"天覆地载，气交之中，形气相感而万物化生，人生于天地之中，其生理特点、病理变化及体质特征的形成均根植于天地的影响。以下为近几年在不同气运阶段采集到的人体红外热像图。

（1）2012 壬辰年四之气

时值太阴开机、阳明阖机主事之时，逢客气厥阴风木加临，"木郁发之"的气运特点影响下，红外热像图表现为人体左右经气失衡。

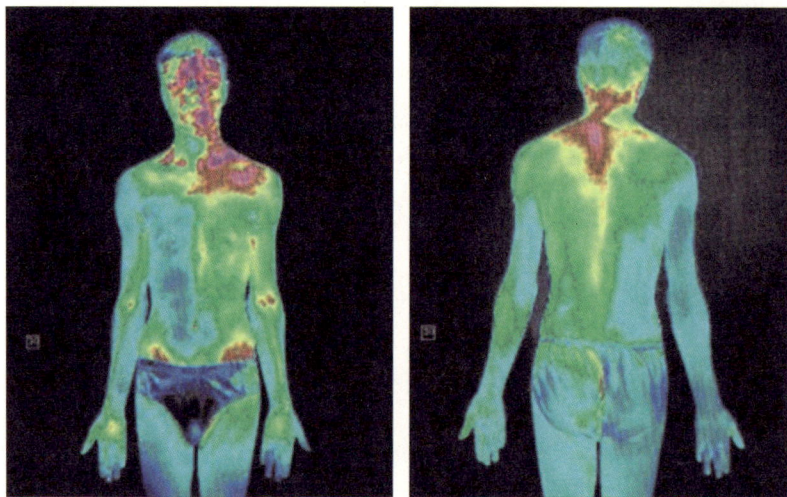

（2）2013 癸巳年二之气

时值太阳开机主事阶段，逢客气太阳寒水加临，"夏行冬令"的气运特点影响下，人体红外热像图多表现为心脏投影区偏低温热态分部，提示"心气不足、心阳不振"的病机共性。

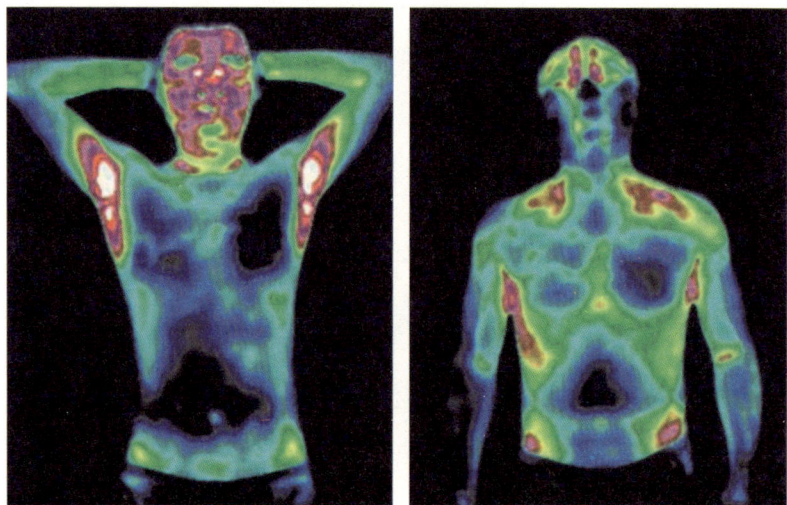

（3）2015 乙未年五之气

时值阳明阖机主事，逢客气阳明燥金加临，阳明阖机太过，肺失清肃，人体红外热像图呈现"上燥中清木郁"的病机特点。

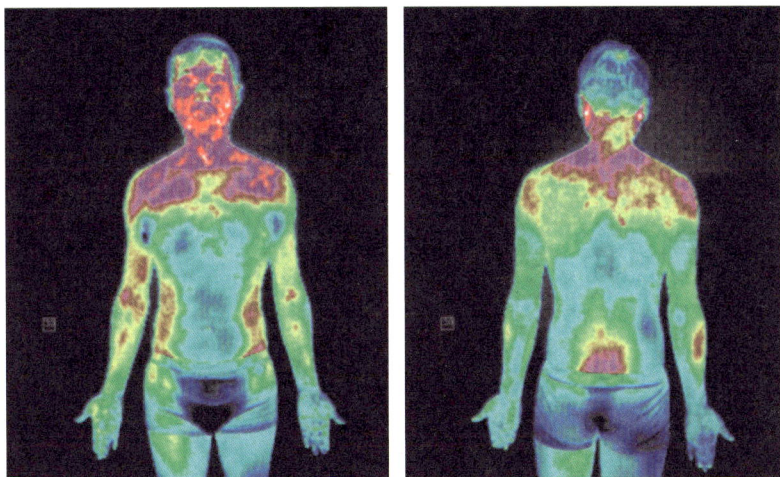

经过对 2011 年 1 月至 2015 年 12 月间人体红外热像图特点的观察，我们认识到：①不同气运影响下的三阴三阳开阖枢格局与人体经络脏腑存在"病理性定位"关系；②在相同气运影响下，人体经络气血功能状态存在共性；③随着气、运更替，人体经络的靶向效应也相应地发生变化。此即《黄帝内经》所谓"气有多少，形有盛衰，上下相召而损益彰矣"。

尽管气运对人体的影响会因体质的个体差异而表现各异，但在相同气运影响下人体脏腑及经络的偏颇是存在典型共性的，这种共性源于特殊运气格局对人体特定脏腑及经络的靶向影响。由此可推知，三阴三阳不同枢机主事阶段人体必然有相应的脏腑及经络与之相感应，而通过构建常态下的主事枢机气血经络状态模型，便可以此为标准对不同年运、六气影响下的三阴三阳开阖枢机的失衡情况进行评估与诊断，从而指导临床制定更具体、更优化的治疗干预方案。如初之气阶段，主气厥阴风木，当加临客气为厥阴风木或少阴君火时，从人体红外热像图可以观察到太阳开机主事阶段常态下的经络气血状态。

然而，"时有常位，气无必也"，临床中，"至而至者和"并不常见，更多的是"至而不至"及"未至而至"。初之气若逢阳明燥金、太阴湿土或太阳寒水加临，则可观察到太阳开机不利的经络气血状态，甚至可以观察到由于寒抑，导致少阴枢转阴阳失司而表现出的少阴寒化为主的经络气血状态。

因此，三阴三阳开阖枢常态下的红外热像图模型的构建并不容易。所以，我们对各枢机主事阶段由于枢机不利而出现的特征性红外热像图特点进行观察总结，探寻其与相应经络及人体特殊部位的对应关系，进而反推并初步构建了常态下三阴三阳开阖枢机主事阶段相应人体经络气血状态的模型，参见表2-3。

表2-3　三阴、三阳开阖枢不利与经络、人体特殊部位的对应关系

主事枢机	少阴枢机不利	厥阴阖机、太阳开机不利	少阳枢机不利	太阴开机、阳明阖机不利
对应经络	督脉、肾经、膀胱经	四末及四肢经络	头颈部胆经及三焦经循经处、上肢心经及心包经循经处、手劳宫穴	任脉；头颈部胆经及三焦经循经处；面部大肠经及胃经循经处；胁肋部肝经及胆经循经处；上肢心经及心包经循经处；手劳宫穴

需要指出的是：①三阴三阳开阖枢反映的是天地阴阳气交及转化的不同状态，因此，常态下三阴三阳开阖枢机与传统经络系统中的三阴三阳存在一定但不是绝对的对应关系，即所谓"三阴三阳不应阴阳"。②李时珍云："任督二脉，人身之子午也……坎水离火交媾之乡。"少阴枢转水、火，为一阴一阳之枢，水寒不枢，则督脉红外轨迹无显示或断续。③四末。是反映阴阳顺接的

重要部位，一般认为归属厥阴。《伤寒论》云："凡厥者，阴阳气不相顺接。"《温病条辨》云："厥者，尽也。阴阳极造其偏，皆能致厥。伤寒之厥，足厥阴病也。温热之厥，手厥阴病也。"④太阳开机、厥阴阖机不利对应的部位为四肢，因脾主四肢，我们认为四肢皮温低是"木不疏土"之象，其中双下肢更多地提示"水""土"及"木"的枢转情况，而双上肢更多反映"木""土"及"火"的枢转情况。⑤厥阴为阴之尽，太阳为阳之开，二者是递进关系，因此认为，厥阴阖机与太阳开机主事阶段对部分经络的影响只表现为程度上的不同，太阴开机与阳明阖机也是如此。⑥太阴为阴之开、阳明为阳之阖，阴充盛则阳明行肃降之令，由此，风木、相火、君火之气得以收敛，否则出现"肝肺失和""肺肾失交"等各种表现。⑦某一枢机不利时往往影响另一枢机的枢转，因此，临床中红外热像图常表现为复合枢机所对应的经络经气失衡，如阳明阖机不利在上肢心经及心包经循经处、手劳宫穴会出现经气郁滞的表现。

4. 三阴三阳开阖枢气血经络状态模型在中医临床中的应用探索

构建三阴三阳开阖枢红外热像图模型，将人体应当具备及当下实际具备的气血状态进行对比评估，有助于探查疾病发病深层次的病机，对指导临床复合病机患者的标本兼治有现实意义。兹举案例如下说明之。

（1）对当下不同个体气血阴阳损益的偏重及程度进行可视化评估，指导临床治疗。

下图采集于 2013 癸巳年一之气。

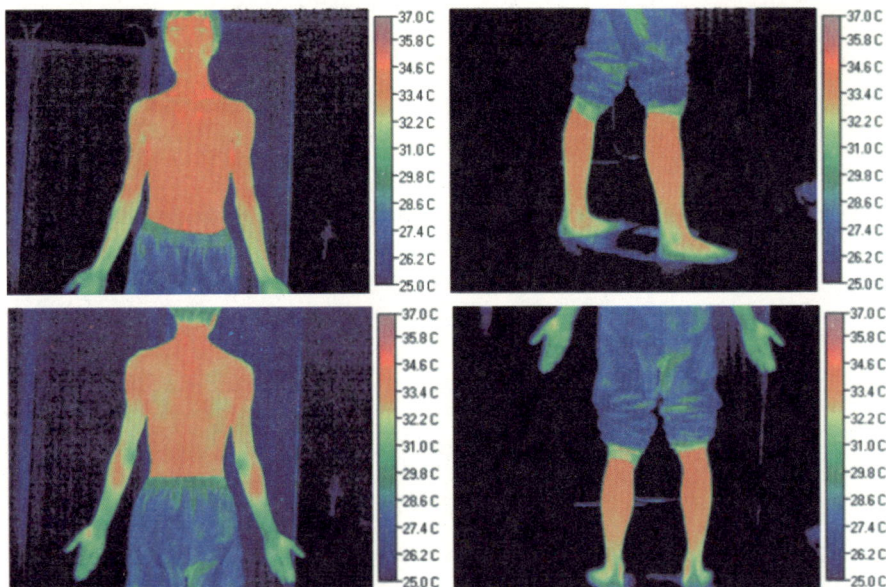

红外热像图显示：上肢三阴经、三阳经循经处远端皮温低；手皮温低，余处皮温分布较均匀。

中医病机分析：时值"厥阴阖机、太阳开机"主事阶段，从中气少阳相火，患者红外热像图表现为"水生木、而木生火不及"的特征。双下肢、督脉及膀胱经循经处皮温均匀提示水木枢转良好、太阳开机条达；胆经循经处尤头颈部气血调和是少阳生发、温煦的表现。由此可知，上肢出现"木生火不及"之象的原因与"生气不足"无关，而是归咎于精亏血虚，气无所依，生发乏源，以致不能达到最好的生发状态（即：手末端的阴阳顺接）。出现这种情况的原因主要考虑："肝体阴用阳"，一之气阶段主气为厥阴风木，逢司天厥阴风木加临而"生发太过"致肝血亏虚。因此，治疗应偏重养血柔肝而不可过用疏肝理气，否则耗精伤血反而加重生发无源。

（2）构建常态下主事枢机气血经络状态的固有模型，将人体应当具备及当下实际具备的经络气血状态进行对比评估，可以直接定位病变的枢机、经络。同时，结合时气特点和运气格局的变化趋势预测疾病进展及转归过程中枢机及经络传变情况。

下图采集于2013癸巳年一之气。

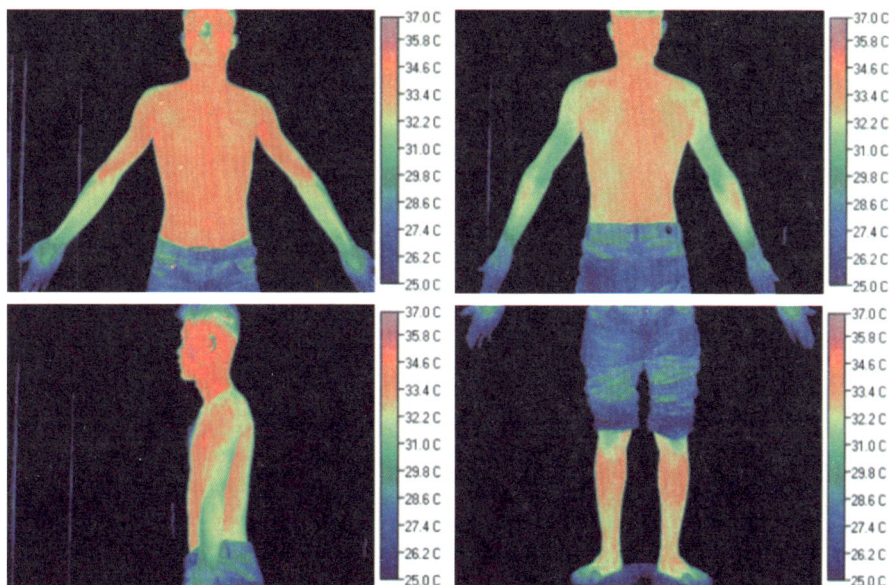

红外热像图显示：面部口鼻两侧阳明经循经处局部皮温高；上肢三阴经、三阳经循经处远端皮温低；手皮温低；头颈部三焦经、胆经循经处局部皮温高；督脉红外轨迹显示弥散，督脉上段局部经气郁滞。

症状：面部发热，每日午后明显，偶持续至夜间，伴头晕、头胀痛，口苦。以上症状自2012年8月反复出现，近期加重。舌红、苔少，脉弦数。

中医病机分析：时值"厥阴阖机、太阳开机"主事阶段，从中气少阳相火，患者红外热像图表现为"水生木、而木生火不及"的特征，同时伴有"少阳枢机、阳明阖机不利"的表现。

患者出生于1995年6月26日（乙亥年三之气），中运金不及，司天之气及客气均为厥阴风木，主气少阳相火，"木火刑金"，故先天体质格局特点为：肝肾精血不足，肺气虚、肝肺失和、肺肾失交。在经历了 2010 庚寅年（六之气客气厥阴风木）、2011 辛卯年（六之气客气少阴君火）及 2012 壬辰年（四之气"木郁发之"、五之气"火气来复"）后，人体肝肾精血储备明显不足。逢 2013 癸巳年一之气，厥阴风木司天，风气偏盛，与人体肝脏、肝经及胆经相感应，致生气疏泄太过，同时南方五行属火，风火相扇，煎灼肾精肝血，木火刑金又致肺气大虚，进而出现少阳枢机及阳明阖机不利的各种表现。

《素问·五常政大论》有"木曰敷和"，《血证论》云："肝为藏血之脏，又司相火，血足则火温而不烈，游行三焦，达于腠理。"患者红外热像图中耳周及头颈部三焦经、胆经循经处局部皮温高均提示少阳枢机不利。素体精亏之人在午后由于"阴不涵阳"，故气血当降而不得降，郁滞于面部胃经及大肠经循经处局部，提示阳明阖机不利。

治疗：补益肝肾精血、条达少阳枢机、平调阳明阖机。

疾病进展及复发预测：2013 癸巳年一之气气运特点易致少阳枢机及阳明阖机失和，故先天体质中隐含这类枢机失调因素的患者更具易感性：如辛、己、乙巳（亥）；戊、壬申（寅）等年份出生的人群。结合当年的气运格局可知，癸巳年尚有三个阶段对此类患者影响较大：三之气阶段（客气厥阴风木）、四之气阶段（客气少阴君火）、六之气阶段（客气少阳相火），均易出现少阳枢机、阳明阖机不利。

（3）临床中单一枢机的失常引发疾病并不常见，地域、饮食、情志、体质、天气等诸多因素所导致的复合枢机致病更为多见，此时须明确"标本"，治疗同样遵循"急则治标，缓则治本"的原则。

下图采集于 2013 癸巳年二之气。

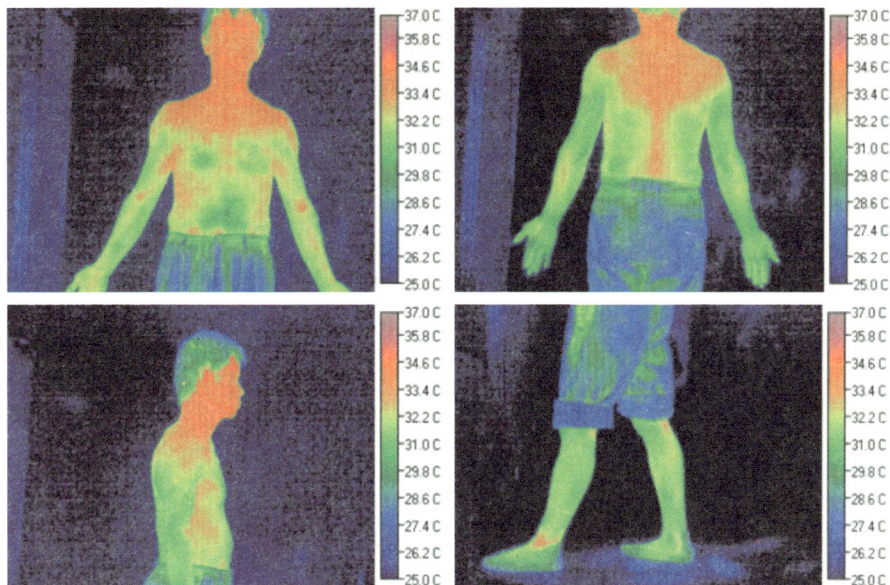

红外热像图显示：四肢三阴、三阳经循经处皮温低、四末皮温低；膀胱经循经处皮温低；面部、督脉上段及头颈部少阳经循经处皮温高。

中医病机分析：时值"太阳开机"主事阶段，患者红外热像图提示"水不生木、木不生火、而相火已动"的特点，同时具备四个枢机不利的表现，提示复合枢机致病的复杂病机。患者四末、四肢皮温低是少阴枢转不利导致出现"木不疏土""木不生火"之象。小肠经及膀胱经循经处皮温低是太阳开机不利。督脉上段、头颈部少阳经循经处皮温高提示少阳枢机不利。"少阴、少阳枢机失常，其相同之处表现在升降反作，水道不利，气机滞塞等，而不同之处在于少阴枢机不利具有明显的阴阳敷布失常的表现，而少阳枢机不利则有明显的经气不舒的症状"。时值癸巳年二之气，主气少阴君火，客气太阳寒水加临，故以少阴枢机不利为"本"，太阳开机、厥阴阖机不利为"果"，少阳枢机不利为"标"，治疗以温少阴、枢少阳、阖厥阴、开太阳为法。

5. 小结

（1）三阴三阳即阴阳气交之演绎，揭示了自然阴阳于四时六气更替中阴阳气交所形成的气候、物候及病候之六"象"，即所谓"三阴三阳不应阴阳"。《伤寒论》六经辨证论治体系是一种合阴阳、脏腑、经络、气血为一体，熔时空变化为一炉的辨证思维，即时位辨证。

（2）三阴三阳开阖枢机红外热像图模型是建立在红外热成像检测技术与五运六气理论相融合的基础上，呈现人体与天地气、运相感应所形成的动态变化之"象"，与人体脏腑经络存在一定的对应关系，随着年运更替及六气轮转而呈现出各种平衡与不平衡。因此，作为一种融阴阳、脏腑、经络、气血及时空变化为一体的"象"（模型），它可以充分印证《伤寒论》"时位辨证"观。

（3）三阴三阳开阖枢机红外热像图模型对六经辨证具有客观、科学的指导价值。具体表现为：①对人体气血阴阳损益的偏颇进行可视化评估；②预测疾病进展与转归；③指导临床复合病机患者的标本兼治。

（4）我们认为《伤寒论》中所述"合病""并病"或许就是"复合枢机致病"之意。因此，在继续探索、完善三阴三阳开阖枢机气血经络状态模型的同时我们也将不断捕捉不同气运格局影响下三阴三阳枢机开阖不利的特征性"伤寒热图"，为更深入理解集脉象、症状于一体的伤寒提纲证提供新的科学依据。

（5）五运六气中主气、客气、主运、客运、司天、在泉及大运间的协同、制衡错综复杂，三阴三阳开阖枢气血经络状态模型的构建尚在起步阶段，需要不断修正及补充，根据年运更替及六气轮转，六十年一个甲子，三十年为一运气轮回的小周期，我们将力图逐步完善一小周期的观察，以期建立相对稳固的常态枢机模型。

总之，我们对三阴三阳开阖枢红外热像图模型的构建有了初步认识，认为此模型充分印证了《伤寒论》"时位辨证"观，对其在六经辨证的科学意义有待深入研究。

三、六经病欲解时与开、阖、枢

1.凡病欲解之时，必从其经气之王

《伤寒论》六经病欲解时：

少阴病欲解时，从子至寅上；

少阳病欲解时，从寅至辰上；

厥阴病欲解时，从丑至卯上；

太阳病欲解时，从巳至未上；

太阴病欲解时，从亥至丑上；

阳明病欲解时，从申至戌上。

《伤寒溯源集》云："少阴为一阳初生之处，坎中之阳也。初阳之孕育，必假少阴之体以为之胞胎。人身之真阳，必赖两肾之寒水以为之闭藏。则癸尽甲出，贞下元生矣。故少阴之于子。太极元气，涵三为一而阳气初生。丑为二阳，则阳气方长之候，寒邪值此，阳回而自解矣。至寅则阳气上达，欲出胞胎而将为少阳。正阳气生旺之地。故曰从子至寅上。"

"少阳者，发生草木之初阳也，自一阳来复于子，阳气萌于黄泉，木气即含生于少阴之中。至丑而为二阳，至寅而三阳为泰，阳气将出，至卯则其气上升于空际而为风，阳气附于草木，木得阳气而生长。在人则阳气藏于两肾之中，所谓命门先天相火也。其阳气流行于上中下者曰三焦，其成形而生长条达者曰胆，其气旺于寅卯，至此而经气充盈，正可胜邪，故为病之欲解时也。至辰土而其气已化，阳气大旺，将成太阳，则阳不为少矣，故曰自寅至辰上。"

"厥阴肝脏，乃含生土中，尚未透地之木。自子而一阳初生，木之萌芽未长，故不可言木。丑为二阳，则阳气已长，草木之根，已勾萌于阴土之中。至寅而三阳将及透地，阳气已旺，萌芽苗长，将出未出之时也。卯则阳气已出，草木发生，正厥阴木旺之时，邪气至此而解矣，故曰从丑至卯上。"

"太阳者，盛阳也，旺于巳午。巳为纯阳，乾卦主之。午虽一阴初生，然阳气旺极之时也。《生气通天论》云：日中而阳气隆，日西而阳气已虚。故曰从巳至未上。"

"太阴者，阴气之纯全也，先天卦体。阴气生于盛阳之中，故一阴生于午。至亥而为十月之候，卦体属坤，阴气方纯。至子而黄钟初动，阳气虽萌，正阴气盛极之时，故太阴之旺气钟于此，气旺则邪自解矣。至丑而阳气已增，非阴气独旺之时，因丑之上半，阴气尚盛，故曰至丑上。"

"仲景以从申至戌为阳明之旺时者，是不以经脉言，而以阳气之生旺言也。夫寅卯为阳气初出而发生，故为少阳。巳午为阳气盛长而畅达，故为太阳。至申酉而阴已长成，收气虽至，正阳极之时。如初秋之收气已至，而炎暑未除，热气犹盛，此正太少两阳之所归。故胃虽六月之未土，而大肠又兼谓之阳明燥金也，至戌而为阴盛剥阳之时。一日之气亦同，故其气不能更旺于戌。故曰戌上。"

2. 开阖枢与欲解时

太阴之地，阴极生变，子时少阴枢转，一阳初生，寄于厥阴，萌动而出于上，助其两阴交尽。而后阳布政，穷极其用以令诸阴，至巳而极，成就太阳开机格局。由子至巳，少阴枢、少阳枢、厥阴阖、太阳开，实为一气用事，唯量之不同，故异用也！

一阳初生于子，至巳而极，于午则阴阳始交。太阳之地，阳极生变，于午时少阴枢转，一阴初生，太阴始开，阳明始阖；太阴渐蓄，阳明始肃；阳明以庚，太阴以盛。由午至亥，少阴枢、太阴开、阳明阖，相辅相成也！

《素问·六微旨大论》有"亢则害，承乃制，制则生化"，少阴之枢的"承制"之用，实乃一气周流、万物生化之根基！

（1）少阴为枢，欲解时，从子至寅上

人身立命，全赖一元肇始。阴阳盈缩，皆是虚位，二气流行，方是真机。少阴为枢，在于子午之"极则生变"，而欲解时独取"子丑寅"，主不明则十二官危，道闭塞而不通也。

①天开于子

郑钦安云："夫人身立命，本乾元一气，落于坤宫，二气合一，化生六子，分布上、中、下，虽有定位，却是死机，全凭这一团真气运行，周流不已。天开于子，人身这一团真气，即从子时发动，自下而中而上，上极复返于下，由上而中而下，循环出入，人之性命赖焉。"

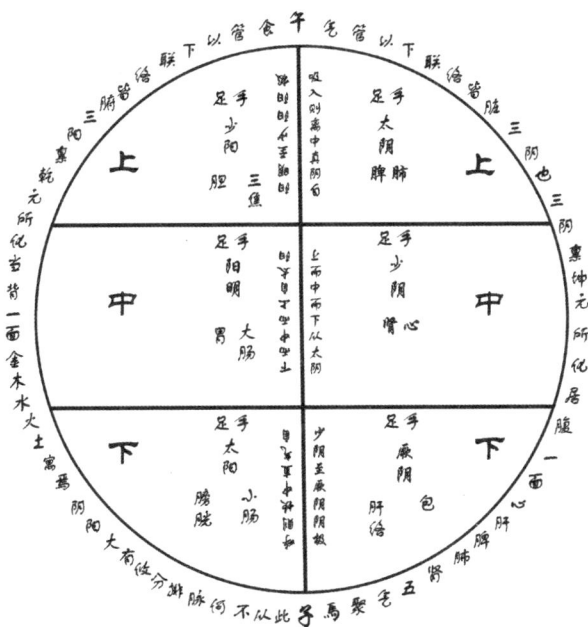

气机循环图

又云："仲景一生学问，即在这先天立极之元阴、元阳上探求盈虚消长，揭六经之提纲，判阴阳之界限，三阳本乾元一气所分，三阴本坤元一气所化，五脏六腑，皆是虚位，二气流行，方是真机，阴阳盈缩，审于何部，何气所干，何邪所犯，外感由三阳而入内，六客须知，内伤由三阴而发外，七情贵识，用药各用实据，如六经主方是也。"

以上即是阐明：①夫人身立命，本乾元一气。《医理真传·坎卦解》："真阳二字，一名相火，一名命门火，一名龙雷火，一名无根火，一名阴火，一名虚火。发而为病，一名元气不纳，一名元阳外越，一名真火沸腾，一名肾气不纳，一名气不归源，一名孤阳上浮，一名虚火上冲，种种名目，皆指坎中之一阳也。"②气有多少，异用也。坎中两阴含阳，离中两阳育阴，另有艮、震、巽、坤、兑、乾之异，看似众象，皆是虚位，实为一气，唯量之不同，阴阳消长（一阳、二阳、三阳、一阴、二阴、三阴）之象有异也，即郑钦安所谓"二气大象若分，其实未分，不过彼重此轻，此重彼轻耳"。③乾元真气，出于子时，其气运行，则生机周流！

②少阴为枢，极则生变

离中一阴、坎中一阳，即为乾坤"中正之阴、阳"，此中正之阴、阳气交则"死机遂转成生机"。

少阴之枢，在于"极则生变"。午时若无一阴以承，则太阳之燔灼无以罢，何来之后"两阳合明"？必土卑火燔金困而发为三阳病。《医理真传·坎卦解》曰："一点真阳，含于二阴之中，居于至阴之地，乃人立命之根。"又曰："如坎宫之龙（坎中一爻，乾体所化）……虽无飞腾之志，而有化育之功。"子时若无一阳枢出，则太阴之寒凝阴滞无以解，更无从谈"两阴交尽"，必土敦、水寒、木郁而发为三阴病。有医家曾指出"厥阴为枢"，然若无少阴枢出一阳，木为湿土寒水所困，如何破丑时之冰结？厥阴之能"阖"，固然是赖少阳以寄之煦之，而须知少阳之根蒂实孕于少阴。

李时珍云："任督二脉，人身之子午也……坎水离火交媾之乡。"少阴之枢，引督升任降，令坎离水火既济，则中气以生（午时一阴生，润则土不卑监，辅阳明以阖；子时一阳生，温则土不敦阜，助厥阴以阖），至此，五脏安有不平？

王冰注："枢者，所以主动转之微。""微"，《广韵》："妙也。"《说文解字》："隐行也。"午时阳盛，其一阴尚微；子时阴盛，一阳尚微，太阳、太阴之地，少阴"极则生变"，其力虽微，其枢之用精妙。枢者，变更之要，少阴主枢，当之无愧！

③主不明则十二官危，道闭塞而不通

《素问·灵兰秘典论》云："黄帝问曰：愿闻十二脏之相使，贵贱何如？岐伯对曰：悉乎哉问也，请遂言之！心者，君主之官也，神明出焉；肺者，相傅之官，治节出焉；肝者，将军之官，谋虑出焉；胆者，中正之官，决断出焉；膻中者，臣使之官，喜乐出焉；脾胃者，仓廪之官，五味出焉；大肠者，传道之官，变化出焉；小肠者，受盛之官，化物出焉；肾者，作强之官，伎巧出焉；三焦者，决渎之官，水道出焉；膀胱者，州都之官，津液藏焉，气化则能出矣。凡此十二官者，不得相失也。故主明则下安，以此养生则寿，殁世不殆，以为天下则大昌。主不明则十二官危，使道闭塞而不通，形乃大伤，以此养生则殃，以为天下者，其宗大危，戒之戒之。"

赵献可《医贯》云："愚谓人身别有一主非心也。谓之君主之官，当与十二官平等，不得独尊心之官为主，若以心之官为主，则下文主不明则十二官危，当云十一官矣……两肾俱属水……越人谓'左为肾，右为命门'，非也。命门即在两肾各一寸五分之间，当一身之中，《易》所谓'一阳陷于二阴之中'。《内经》曰'七节之旁，有小心'是也。名曰命门，是为真君真主，乃一身之太极，无形可见，两肾之中，是其安宅也……褚齐贤云'人之初生受胎，始于任之兆，惟命门先具。有命门，然后生心，心生血；有心然后生肺，肺生皮毛；有肺然后生肾，肾生骨髓；有肾则与命门合，二数备，是以肾有两歧也'。可见命门为十二经之主。肾无此，则无以作强，而技巧不出矣；膀胱无此，则三焦之气不化，而水道不行矣；脾胃无此，则不能蒸腐水谷，而五味不出矣；肝胆无此，则将军无决断，而谋虑不出矣；大小肠无此，则变化不行，而二便闭矣；心无此，则神明昏，而万事不能应矣。正所谓主不明则十二官危也。"

此段文字意在阐明：第一，人身之主，乃命门真火，为先天无形之火也，与后天有形之君火不同；第二，其象为坎中一阳，其源为先天乾卦中正之气，其位对脐附脊骨，在七节之旁（赵献可曰"命门在人身之中，对脐附脊骨，自上数下，则为十四椎，自下数上，则为七椎"）；第三，主不明则十二官危，使道闭塞而不通，而命门真火为十二官（心、肺、肝、胆、肾、脾、胃、大肠、小肠、膀胱、三焦、膻中）之主；第四，膻中为臣使之官，臣使者，禀命而行，周流于五脏六腑间而不息，为相火。

《类经附翼》云："肾两者，坎外之偶也；命门一者，坎中之奇也。以一统两，两而包一。是命门总乎两肾，而两肾皆属命门。故命门者，为水火之府，为阴阳之宅，为精气之海，为死生之窦。"《医旨绪余·命门图说》云："命门乃两肾中间之动气，非水非火，乃造化之枢纽，阴阳之根蒂，即先天之太极，五行由此而生，脏腑以继而成。"门主开阖，命门者，乃维系生命与通达生机之关键。郑钦安云："要知先有真火而后有君火，真火为体（体，本也，如灶心中之火种子也），君火为用（用，末也，即护锅底之火，以腐熟水谷者也），真火存则君火亦存，真火灭则君火亦灭。"

少阴为枢，在于子午之"极则生变"，真火存则君火亦存，真火灭则君火亦灭。天开于子，人身真气，出于子时，如君主施令，八方威动！故其欲解时独取"子、丑、寅"者，因人身立命，全赖一元肇始也。

（2）厥阴为阖，欲解时，从丑至卯上

①真火明则君火明，而"君火以明，相火以位"

"少阳者，发生草木之初阳也，自一阳来复于子，阳气萌于黄泉，木气即含生于少阴之中"，子时少阴枢转，一阳初生，此少阳即寄于厥阴，行其温煦之用。丑时阴结渐解，而天地之阴气尚强，少阳温水暖土以疏木，助开结破冰，故丑时地道阳气来复。

②"厥阴何谓也？岐伯曰：两阴交尽也"

由十二消息卦可知，亥之阴最盛，自子一阳初生，阴即渐消，当渐回暖，而小寒大寒阴霾反盛，此皆因阳复于下，逼阴乃上。故"两阴交尽"旨在阐明：太阴之盛已退，而少阴所枢之阳扶助之功已成，阴霾之覆已散解，"至寅而三阳为泰"，至寅阴阳成持衡之势，少阳此后即可顺势以伸而无阻。此后阴成"顺势"，随阳生而阴长，而阴之前的强、结、霾、覆之用已"阖"。

《素问·阴阳类论》有"一阴至绝，作朔晦"，阳生为朔，阴尽为晦，故称"朔晦"，厥阴阴尽阳生，阳气转出于阴精，介于阴阳之间的特点，致其致病具有多变性。阳气若不能顺利地枢出（太过或不及或郁而不出），都可致厥阴病：阳出不及则厥阴寒化或下寒上热，阳郁不出则为厥阴之厥证。故"阴阳气不顺接，百病丛生"，厥阴欲阖，须赖少阳之用。

（3）少阳为枢，欲解时，从寅至辰上

①少阳之用助阴霾散解，至寅阴阳成持衡之势

"在人则阳气藏于两肾之中，所谓命门先天相火也。其阳气流行于上中下者曰三焦，其成形而生长条达者曰胆"，《黄帝外经》阐释三焦与胆木的关系，认为"肝胆为三焦之母"，其"最亲者，胆木也……逢木则生，逢火则旺"。《释名》："寅，演也，演生物也。""卯，冒也。"冒，是"地气上为云"之象。少阳寄于厥阴，厥阴为风，风为信使，借三焦以通达上下，成敷和之象。"凡十一脏皆取决于胆"，至此，五脏六腑皆听令而从其政，演绎生化。

②厥阴与少阳互为表里，"入则厥阴，出则少阳"

少阳病提纲证："少阳之为病，口苦，咽干，目眩也。"柯琴认为"苦、干、眩，皆相火上走空窍而为病也"。《伤寒论》326条："厥阴之为病，消渴，气上撞心，心中疼热，饥而不欲食，食则吐蛔，下之利

不止。"陈修园认为"厥阴热证，皆少阳相火内发也。要知少阳、厥阴同一相火，相火郁于内，是厥阴病出于表，为少阳病"。从《伤寒论》少阳、厥阴提纲条文可知，少阳、厥阴不独立为病，少阳病常寄有厥阴病之本，而厥阴病多有少阳病之标。

（4）太阳为开，欲解时，从巳至未上

厥阴为阴之尽，太阳为阳之开，二者是递进关系。《增韵》："阳气生于子，终于巳。"天地一阳初生于子，于午则阴阳始交（午，忤也，阴气从下上，与阳相忤逆也），可知阳用事至巳而极，十二消息卦中巳为全阳爻。太阳之地，阳极生变，阴从何来？①前文已述，一气周流，唯量之不同，呈阴阳盈缩之象，阳至巳而极，故阴于午方显；②午时少阴枢转，一阴初生。乾坤中正之阴阳气交而成坎离，《易》曰："本乎天者亲上，本乎地者亲下。"此阴阳升降之要。

（5）阳明为阖，欲解时，从申至戌上

午为太阳之地，阳极生变，虽一阴初生，而此时阳气仍张。《史记·律书》云："阴气庚万物。"即万物发生"庚（更）变"须赖"阴气"以成。故阳明欲于此时行"阖机"之用，需借阴气以从庚。"三阴本坤元一气所化"，一阴初生，即太阴始开，由此阳明始阖，"天气下为雨"，渐蓄太阴，助太阴以开，更益阳明行"从革"之变。

《素问·至真要大论》云："阳明何谓也？岐伯曰：两阳合明也。"由十二消息卦可知，阳于巳而至极，阴由午而渐蓄，当渐向清凉，而三伏溽暑，酷热反炽，皆因阴盛于下，逼阳反上。故"两阳合明"旨在阐明：太阳之盛已退，而少阴所枢之阴扶助之功已成，炎燔之灼已伏，至申阴阳已成持衡之势，阳明此后即可顺势以用庚而无阻。

由此可知，"太阴始开，阳明始阖；太阴渐蓄，阳明始肃；阳明以庚，太阴以盛"，太阴之阴初生、渐长、充盈与阳明阖机从庚之用相辅相成。

（6）太阴为开，欲解时，从亥至丑上

由十二消息卦可知，亥为全阴爻，午时太阴始开，蓄满于亥，而欲解时为"经气之王时"，故从亥至丑上。

综上所述，子时少阴枢转（欲解时，子丑寅），一阳初生，此少阳即寄于厥阴行"枢"之用（但其经气之王时，则是从寅至辰上），助厥阴之两阴交尽（欲解时，从丑至卯上），助太阳穷极其用（欲解时，从巳至未上）。午时一阴初生，太阴始开（其经气之王时，则是从亥至丑上），阳明始阖（其经气之王时，则是从申至戌上）。可见，少阴为总枢，枢一阴一阳，助少阳枢、太阴开，而其枢一阴之午时并不在其欲解时时段内；少阳、太阳、太阴、阳明在经气至旺之前即已开始发挥其开阖枢之用；厥阴阖为"更变之要"，对应于其欲解时。

"阴阳之三也何谓？气有多少，异用也"，三阴三阳开阖枢的不同功用承启着自然阴阳二气之消长循环与气交演绎。而"欲解时"乃经气当王之时。因此，我们认为，二者皆为时序与效用的综合体现。"欲解时"即是"开阖枢"在发挥其用之时间轴线上阴阳气消长导致质变的开解破冰之效用。

四、四象承土杀机之用枢转六经之开阖

1. 辰、未、戌、丑，土之枢

《伤寒论》六经病欲解时：

少阳病欲解时，从寅至辰上；

太阳病欲解时，从巳至未上；

阳明病欲解时，从申至戌上；

少阴病欲解时，从子至寅上；

厥阴病欲解时，从丑至卯上；

太阴病欲解时，从亥至丑上。

《伤寒来苏集》释"未上"：指未初之时。未时为下午一点到三点，未上即指下午一点至两点。由此我们不妨称下午两点到三点为"未下"。由此可知，三阴病之欲解时均有丑时，三阳病欲解时含辰上、未上、戌上，又以辰下、未下、相衔接，阳明与太阴以戌下相衔接，太阴与少阳以丑下相衔接。

2. 四象承土，枢转六经之开阖

三阳病欲解时含（辰上、未上、戌上），又以（辰下、未下、戌下）相衔接，与丑同为脾胃土所主。辰下、未下、戌下、丑下为四象土之承土。

（1）艮丑之承土：承少阴所枢之阳以助厥阴之两阴交尽

三阴病之欲解时均有丑时，丑属土。

丑，《说文解字》云："十二月阴气之固结已渐解，故曰纽也。"冬三月亥子丑，此谓闭藏，水冰地坼，无扰乎阳，本生意已绝，然丑月（即十二月），天地阴寒之气凝滞渐开、缠绕渐解，故万物得以"动用事"而有屈曲欲冒之态，此乃开结破冰之象也。三阴病欲解时均有丑时。太阴乃至阴之地，阴极生变，于子时少阴枢转，一阳初生，此少阳即寄于厥阴，助开结破冰，如若此时逢寒抑湿困之遏，少阳不枢以出，则厥阴阖机不利，更无太阳以开，即成"三阴病"。丑属土，"土为冲和之气"，此时，少阳萌动，散解凝滞，故须土气之冲和，以从中斡旋，周流生意。

（2）巽辰之承土：承少阳之盛以备太阳布政、穷极其用

少阳病欲解时，从寅至辰上，辰属土。

一阳生于子，二阳萌于丑，子丑之时其力尚弱，最忌寒抑湿困之遏；三阳发于寅、冒于卯（卯时天地辟，阴阳分）；此后阳气伸于辰、至极于巳以成就太阳开机格局。故寅卯二时，为少阳当王之时，即欲解之时。

《释名》云："辰，伸也；物皆伸舒而出也。"辰月天地生气已盛，

长气发泄，万物"句者毕出，萌者尽达"，故《律历志》曰："振美于辰。"辰属土，"土为冲和之气"，此时，生气已盛，长气发泄，故须土气之冲和，从中斡旋，太阳顺势而大开。

（3）坤未之承土：承少阴所枢之阴而渐蓄太阴，以备从更之用

太阳病欲解时，从巳至未上，未属土。

卦变为巽，巽，"齐也"，两巳与共，其势方张。《伤寒论注》云："巳、午为阳中之阳，故太阳主之，至未上者，阳过其度也。"太阳之地，阳极生变，午时一阴之气生，以备"庚万物"之用。

未属土，"土为冲和之气"，此时，火由长而将伏，故须土气之冲和，从中斡旋，缓其更变，即柯琴所谓"阳过其度也"。

（4）乾戌之承土：承阳明之阖，冲和太、少两阳之气，使归于下

阳明病欲解时，从申至戌上，戌属土。

《史记·律书》："申者，言阴用事，申贼万物。"申，金气也。《素问·六元正纪大论》有"阳明所至为司杀府，为庚苍"，即万物得春夏风木生发之苍化，于此时遇金气而"庚（更）变"。申酉二时，阳明行"从革"之用，"阳明者，两阳合明也"，即阖太、少两阳之明也，此正太、少两阳之所归。

《史记·律书》有"阴气庚万物"，即万物发生"庚（更）变"须赖"阴气"以成，太阴开机与阳明阖机互根互用。又有"戌者言万物尽灭"，戌属土，"土为冲和之气"，此时，火灭于上，阳入于地，故须土气之冲和，从中斡旋，负阴抱阳，唱和生机。

本书总论中，我们提出重视"四象承土杀机之用"，正确运动"杀机"，从中斡旋，用以冲和，方可减缓开阖过程中"交争"对人体的消耗。四季末一十八日之承土，顺承四维五行之偏，伺其化气盈满，以养相应之四脏。"非杀无以卫生"，五行相生，木、火、土、金、水能够循环无端，正是得益于四象脾胃土枢机在四时六气更替中不断发挥"启而承之，再承而启之"

的功用。

艮丑之承土：承少阴所枢之阳以助厥阴之两阴交尽。此时，少阳萌动，散解凝滞，故须土气之冲和，以从中斡旋，周流生意。此后，艮寅之启土，借少阳之枢以破土而上。

巽辰之承土：承少阳之盛以备太阳布政、穷极其用。此时，生气已盛，长气发泄，故须土气之冲和，从中斡旋，太阳顺势而大开。此后，巽巳之启土，助太阳布政、穷极其用。

坤未之承土：承少阴所枢之阴而渐蓄太阴，以备从更之用。此时，火由长而将伏，故须土气之冲和，从中斡旋，缓其更变。此后，坤申之启土，启阳明"从庚"之格局。

乾戌之承土：承阳明之阖，冲和太、少两阳之气，使归于下。此时，火灭于上，阳入于地，故须土气之冲和，从中斡旋，负阴抱阳，唱和生机。此后，乾亥之启土，启太阴阴盛之格局。

五、开阖枢经方

1. 少阴枢

子之冬至，少阴枢一阳，予经方四逆汤。

四逆汤方

甘草二两（炙），干姜一两半，附子一枚（生用，去皮，破八片）。

《辅行诀脏腑用药法要》有："味辛皆属木……姜为土……附子为水……味甘皆属土……甘草为木。"味辛属木，肝主疏泄，可为肾行气，开肾之闭藏，附子为木中水，同气者相求，亲躬于水中，扣动扳机，启坎中真阳；干姜木中土，暖土以解滞结，开散水上阴霾之覆，为坎阳生升之先锋，有开山辟路之功。炙甘草为土中木，"土为冲和之气"。木行肾气，过则为泄，又"少火生气，壮火食气"，子之初，丑之前，坎中真阳，尚不可过扰，故须土气以缓之，此为其一；阳焰易熄，以灰覆之，即"伏火"之意，则命根以固，此其二也。

午之夏至，少阴枢一阴，予经方麦门冬汤。

麦门冬汤方

麦冬七升，半夏一升，人参三两，甘草二两，粳米三合，大枣十二枚。

麦冬，旧称麦门冬，阳明清肃之药也。"门"，可开阖也，"冬"，蕴收藏之意，称"门冬"者，助门户敛闭之用也。麦冬，甘、平，《辅行诀脏腑用药法要》有："味甘皆属土……麦冬为金。"麦冬为"土中金"，属土则可"伏火"，兼金则具"从庚"之用。

半夏，生于夏之半，此时长气之至极，半夏感阴而生，即赖阴气以用"庚"。半夏量小，为麦冬七分之一用量。粳米质黏，益阴气，半夏与此阴相交感而交通阴（一阴）与阳（浮游之木火）。人参为土中土，甘草为土中木，大枣为土中火，三味药与粳米厚土以"承气""伏火"，助阳明以降。

2. 厥阴阖

少阴枢一阳，真火明则君火明，"君火以明，相火以位"，此少阳即寄于厥阴，行其温煦之用，而阳复于下，逼阴乃上，故至丑阴霾反盛，予经方乌梅丸。

乌梅丸方

乌梅三百枚，细辛六两，干姜十两，当归四两，黄连一斤，附子六枚（炮，去皮），蜀椒四两（去汗），桂枝六两（去皮），人参六两，黄柏六两。

《辅行诀脏腑用药法要》有："味辛皆属木，桂为之主，椒为火，姜为土，细辛为金，附子为水……味甘皆属土，人参为之主……味苦皆属水……黄连为火。"方中桂枝为木中木，川椒为木中火，细辛为木中金，干姜为木中土，附子为木中水，木之五行兼备，疏达

119

肝木。黄连为水中火，应"君火"离也，润养离中一阴；黄柏，苦、寒，震亨曰"黄柏走至阴，非阴中之火，不可用"，即言其能制命门阴中之火，故应"真火"坎之一阳也。黄柏、黄连，列位坎离，人身中正之两极，乃枢要之地。人参为土中土，中正之性、冲和之用，是甘草（土中木）之偏所不及也。方中乌梅为君药，《本草纲目》记载："先众木而花。时珍曰：花开于冬而实熟于夏，得木之全气，故其味最酸，所谓曲直作酸也。"《辅行诀脏腑用药法要》云："味酸皆属金。"先众木而花，应以坎中真火；得木之全气，故行泄肾气，应之以肝；而其味最酸，敛降之用，应以肺金。乌梅，经熏制而性温（"少火"之用），调和肝肺，实为"令生意周流于人身左右"之药。

相较于四逆汤之启"枢"（少阴枢），乌梅丸更侧重于开"阖"（厥阴阖）。方中桂枝为木中木，川椒为木中火，细辛为木中金，干姜为木中土，附子为木中水，木之五行兼备，合纵连横以成生升之势，肝木为肾行气，助少阴、携少阳，阖厥阴。

3. 少阳枢

少阴所枢之阳扶助之功已成，阴霾之覆已散解，至寅阴阳成持衡之势，少阳此后即可顺势以伸而无阻。"善补阳者，必于阴中求阳"，此时，若精亏血虚，则气无所依，生发无源以致不能达到最好的生发状态，故应偏重养血柔肝而不可过用疏肝理气，否则耗精伤血，反而加重生发无源，予经方柴胡桂枝干姜汤。

柴胡桂枝干姜汤方

柴胡半斤，桂枝三两（去皮），黄芩三两，干姜、牡蛎（熬）、甘草（炙）各二两，栝蒌根四两。

张锡纯谓："柴胡，禀少阳生发之气，为足少阳主药，而兼治足厥阴。"由此可知，柴胡入足少阳胆经，行"相火"之用。"凡十一脏皆取决于胆"，少阳为厥阴之中气，木受火扇，万物因此演绎生化。故王好古曰："四时总以柴胡为时剂，十一脏皆取决于少阳，为发生之始故也。"桂枝为木中木，干姜为木中土，合柴胡少阳温煦之用以暖土、振肝，通达三焦上下，成敷和之象。

《神农本草经》云："栝蒌根，苦、寒。""黄芩，苦、平。"《辅行诀脏腑用药法要》云："味苦皆属水……黄芩为木……栝蒌为火。"黄芩泄水中木气，栝蒌根泄水中火气，唯恐素体精血不足之人，逢风木相火生升之力加临，而直达太阳大开之格局，故予黄芩、栝蒌根，成就右旋之势。

4. 太阳开

桂枝汤方

桂枝三两（去皮），芍药三两，甘草二两（炙），生姜三两，大枣十二枚（擘）。

《辅行诀脏腑用药法要》云："味辛皆属木，桂为之主……姜为火。"桂枝为木中木，生姜为木中火。在柴胡桂枝干姜汤方之柴胡破土而出、桂枝扶木、干姜暖土基础上，木气已然平稳伸升，故可进一步"木生火"而开太阳。

《辅行诀脏腑用药法要》又云："味甘皆属土……甘草为木，大枣为火……味酸皆属金……芍药为土。"甘草为土中木，大枣为土中火，芍药为金中土。《神农本草经》云："大枣，甘、平。养脾，平胃气。"叶天士云："脾者阴气之原，胃者阳气之原，甘平益阴，故养脾气，阴和则阳平，故平胃气。"甘草、大枣、芍药皆为"厚土"之药，甘草缓木之伐，大枣伏火之炎，芍药厚金中之土，以伐木伏火。已为阳开之极，此三药益生发之源，制生发太过。人体气机"升已而降"，"厚土"之药亦为午之少阴枢、阳明阖做准备。

5. 太阴开

炙甘草汤方

甘草四两（炙），生姜三两（切），桂枝三两（去皮），人参二两，生地黄一斤，阿胶二两，麦冬半升（去心），麻子仁半升，大枣十二枚（擘）。

上九味，以清酒七升，水八升，先煮八味，取三升，去滓，内胶烊消尽，温服一升，日三服，一名复脉汤。

方中仅桂枝、生姜、清酒味辛，余皆"甘"，《素问·阴阳应象大论》云："中央生湿，湿生土，土生甘，甘生脾。"若坤阴明显不及，可酌减用量或去桂枝、生姜，甚至清酒，加白芍、山药、小麦等。

6. 阳明阖

白虎汤方

知母六两，石膏一斤（碎），甘草二两（炙），粳米六合。

《神农本草经》云："石膏，辛、微寒。"色白质沉，辛可散热解肌，寒以清肃沸腾惮越之火热。又云："知母，苦、寒。"张元素曰："气味俱厚，沉而降，阴也。"又云："阴中微阳，肾经本药，入足阳明、手太阴经气分。"阳于巳而至极，阴由午而渐蓄，当渐向清凉，而三伏溽暑，酷热反炽，皆因阴盛于下，逼阳反上。上焦气分、肺中均有伏热而绝其水之上源，故而"燥热烦渴"，知母与石膏，清肺金而滋化源之阴。《辅行诀脏腑用药法要》云："白虎者，收重之方。"李东垣云："立夏前多服白虎汤者，令人小便不禁，此乃降令太过也。"粳米，阴润之品，扶太阴以助阳明阖。

六、"五行十态"体质状态与三阴三阳开阖枢的相关性探讨

【概要】

1. 体质及体质状态的影响因素颇多，而五运六气是其中的关键因素。

2. 红外热像图作为一种融阴阳、脏腑、经络、气血、时空变化为

一体的"象"，可以很好地揭示体质状态这一"动态藏象"的变化。

3.基于多年对红外热成像检测分析认识的基础上，笔者提出建立"五行十态"体质状态热像图库，并对其中"金不及"型体质状态热像图的特征进行了探讨。

4.红外热像图呈现的是"复合枢机致病"之标、本象，此亦是人体当下"体质的复合状态之象"。我们提出：不同气、运加临于人体先天体质格局，呈现不同的体质状态，即开阖枢状态。

中医"治未病"，其主要内容包括：健康评估、健康信息预测及相应的个体化干预方案的制定。我们认为，健康管理最核心的部分是体质与体质状态辨识，因为疾病的发生固然与时间、空间的变化、饮食、环境等多种因素密切相关，但人体的体质却是这张"病理网"上一个关键的内核。

《黄帝内经》五运六气理论是以天人合一的整体观为指导，以阴阳五行理论为基础，以天干地支符号作为演绎工具，推论气候、物候、病候变化，探索自然现象与生命现象的共有周期规律。人生于天地之中，其生理特点、病理变化及体质特征的形成同样受天地的影响。因此，以五运六气理论为依据，进行人体体质状态的分类与评估具有科学性及客观性。本文基于五运六气理论对人体体质的认识，借助能客观、即时反映气血流注及藏象变化的红外热像图，对"金不及"型体质状态热像图的特征进行了分析，并探索应用中医运气学"五行十态"分类法对体质状态进行评估的科学价值。

1.中医运气学对体质形成的认识

运气学说是中医学的重要组成部分，自唐宋兴盛以来，历代医家对其争议颇多，时至今日，依然争论不休。方药中强调："运气学说是中医学基本理论的基础和渊源。"杨力认为运气学说的核心理论是气化理论，着重于揭示宇宙气化与人体气化的宏观整体关系，即是天道—气化—物候（包括病候）的关系。气化是连接天道（宇宙运动）与物候（包括生物体，尤其人体生理、病理）关系的枢纽。只有掌握气化理论才能把握天道对物候的影响，以及物候对天候应答的规律，这就是运气学说的精髓所在。顾植山认为五运六气是古代的自然科学模型，是天人相应思想的集中体现。目前运气学说的临床应用研究包括：在中医体质及体病相关的探索性应用，探索母体受孕的时间与胎儿出生时段运气影响造成的体质先天差异及其后天罹患疾病种类倾向性；在时间医学、医学气象学预测预警研究方面的应用，探索运气学说所论述的致病气象要素对疾病、疫病发生及演变的重要影响。刘晓燕研究发现，具有机体整体调节功能的神经—内分泌—免疫网络和细胞信号转导系统虽然复杂，但是他们都存在共同的季节性规律，而这种节律的综合效应与中医脏腑功能的描述基本相符。因此，从"天人相应"脏腑应时适应性调控的角度来研究中医藏象的思路是可行的。顾植山对 SARS、禽流感、西非埃博拉出血热、甲流在内的多种疫病的流行情况进行了基于中医五运六气学说的预测预警研究，基本符合实际情况，而且许多结论不同于现代流行病学的预测，引起了学界内外的广泛重视。

古人对于体质有诸多论述，在历代的医籍中均有记载和发挥，其范围非常的广，涉及天象、气候、人事，以及生活中的很多方面，而五运六气是以"同者盛之，异者衰之"的方式影响人体后天的体质状态。

（1）精子、卵子携带来自父母双方的体质信息，受精卵的形成受天地气、运的影响

《素女方》云："日月晦朔、上下弦望、六丁六丙日、破日、月廿八、日月蚀、大风甚雨、地动、雷电霹雳、大寒大暑、春秋冬夏节变之日、送迎五日之中，不行阴阳……雷电风雨，阴阳晦暝，振动天地，日月无精光，以合阴阳，生子令狂癫，或有聋盲喑哑，失神，或多忘误，心意不安，忽常喜惊恐悲忧不乐。"可见，天地阴阳顺接或阴阳交

争剧烈之时不适合备孕，这一点在优生优育方面是非常重要的，因为很可能直接影响孩子心智的健全。

（2）天地气、运格局通过叠加于母体孕期的体质状态从而影响胎儿体质的表达

《素问·五常政大论》云："胎孕不育，治之不全，何气使然？岐伯曰：六气五类，有相胜制也，同者盛之，异者衰之，此天地之道，生化之常也。"生物的胎孕长养受天地的气运影响和制约，其理论基础是"同者盛之，异者衰之"，即人体五脏之气与运气相同的则得其助而气盛，相异的则失其资而气平，甚至被克伐而气衰。可见，母体孕期体质状态与当时的气运格局之间的平衡尤为重要：①影响胎儿体质的偏颇；②关乎整个胎孕长养过程的安全和稳定。

案例：

苏氏，1988 年 6 月 7 日出生。2012 年 7 月 29 日（壬辰年四之气），孕一月余，流产；2013 年 9 月 4 日（癸巳年四之气），孕一周余，流产。

运气解析：患者出生于戊辰年三之气，主气少阳相火，客气太阳寒水加临，为"寒包火"象。2012 壬辰年六气轮转与患者出生当年一致，四之气运气特点为"木郁发之"，且大运风木（太过）与客气风木皆伐脾土，故导致胎孕不固；2013 癸巳年四之气运气特点为"火气来复"，不利于收敛肃降，故导致胎孕不固而流产。

（3）出生后天地的气、运格局影响

《素问·五常政大论》云："赫曦之纪……其气高，其政动，其令鸣显，其动炎灼妄扰，其德暄暑郁蒸，其变炎烈沸腾……其经手少阴太阳，手厥阴少阳，其藏心肺。"20 世纪 80 年代，汪德云提出"五运病理定位律"，即每个后天人体都携带了两三个病理定位的脏腑。而毛小妹则提出"运气胎记"，即人出生时和百日

内的运气偏颇对体质影响巨大，运气胎记是个体卫气固秘的"软肋"或薄弱之处，提示五运与五脏存在着病理定位的关系。也可认为是出生年的五运曾经持续作用过五行同性的脏腑经络，影响了人体最初脏腑系统发育的平衡，导致后来五脏功能呈现有强有弱的生理差异。

（4）生老壮已过程中空间五行方位、饮食、环境等因素的影响

《素问·异法方宜论》云："东方之域，天地之所始生也。鱼盐之地，海滨傍水，其民食鱼而嗜咸，皆安其处，美其食。鱼者使人热中，盐者胜血，故其民皆黑色疏理。其病皆为痈疡，其治宜砭石。故砭石者，亦从东方来。西方者，金玉之域，沙石之处，天地之所收引也。其民陵居而多风，水土刚强，其民不衣而褐荐，其民华食而脂肥，故邪不能伤其形体，其病生于内，其治宜毒药。故毒药者，亦从西方来。北方者，天地所闭藏之域也。其地高陵居，风寒冰冽，其民乐野处而乳食，脏寒生满病，其治宜灸焫。故灸焫者，亦从北方来。南方者，天地所长养，阳之所盛处也。其地下，水土弱，雾露之所聚也。其民嗜酸而食胕，故其民皆致理而赤色，其病挛痹，其治宜微针。故九针者，亦从南方来。中央者，其地平以湿，天地所以生万物也众。其民食杂而不劳，故其病多痿厥寒热。其治宜导引按跷，故导引按跷者，亦从中央出也。"阐明了五方地域之水土厚薄有别，饮食文化有异，形成不同体质的寒热偏象，且导致了某类疾病的易感性，治疗手段也各有侧重。

2. 体质与体质状态

所谓体质，即脏腑、经络、阴阳、气血等盛衰偏颇形成的素体特征，人的体质具有相对稳定性及可调性。当体质叠加了不同的气运格局时，它是动态变化的，表现为各种体质状态。不同运气格局对人体特定脏腑及经络的靶向影响不同，从而造成人体脏腑及经络的偏颇有差异，如壬戌年三之气出生的人，在癸巳年一之

气和二之气由于感受不同客气的影响而表现为不完全相同的体质状态。

3. 中医运气学"五行十态"体质状态内涵诠释

基于以上认识，五运六气对人体体质的影响是客观、动态变化的，而临床把握运气相关体质有一定困难。因此，在多年进行红外热像图检测分析的基础上，笔者提出"五行十态"体质状态，即木太过、木不及、火太过、火不及、土太过、土不及、金太过、金不及、水太过、水不及。需要说明的是，以上是对体质状态进行五行"象"属性的分类，界定依据是当下气运对人体特定经络脏腑靶向作用形成的特征性"象"，我们称之为"运气印象"（涵盖形神、舌象、脉象、红外热像图等五行偏颇之象），而不是简单地依据大运以划分太过不及：①壬年出生的人并不都属于木太过型，如 2012 壬辰年由于司天太阳寒水的加临，初之气时木气被抑制导致生气不振，因此感受这阶段气运影响出生的人，体质属于木不及型。而在四、五之气阶段由于"木郁发之"和"火气来复"的气运影响，导致这期间出生的人属于木太过和火太过型体质。②不是壬年出生的人同样有可能属于木太过型体质，如 2014 癸巳年，大运火不足，但三之气出生的人由于秉承着主气相火与客气厥阴风木所形成的风火相扇的运气格局影响，从而形成木太过的体质特征而非火不及型。

《黄帝内经》云："夫数之可数者，人中之阴阳也，然所合，数之可得者也。夫阴阳者，数之可十，推之可百，数之可千，推之可万。天地阴阳者，不以数推，以象之谓也。"可见，"五行十态"是由主气、客气、主运、客运、司天、在泉，以及大运各种因素综合影响下形成的"最终格局"所决定的，此"运气印象"是中医运气学对人体体质"象"的特征性归类而非"数"的推演。

4.中医红外热像图的实质

红外热成像技术（Infrared Thermography，IRT）是一门获取和分析来自非接触热成像装置的热信息科学技术，它利用红外扫描收集人体辐射出的红外热量，经计算机处理后，形成可视的红外热像图，并可测定人体温度的变化，以判断疾病的位置和性质。目前我们依然无法从解剖学角度得出经络和穴位的组织结构，红外热成像技术能够对人体进行空间定位和定量分析，获得人体连续的、动态的新陈代谢能量分布信息。寒热（温度高低）是阴阳的表象，人体体表温度是体内阴阳状态的反映，正如张景岳所说："寒热者，阴阳之化也。"因此，该技术可用于对中医理论的阐释，作为中医临床诊治的影像学手段和工具，对人体进行整体阴阳状态的评估，对人体局部的阴阳虚实寒热表里等相互间的规律进行观测。

目前，红外热成像技术在中医学的临床应用研究包括：①在中医经络的应用研究。目前已有多位研究者运用红外热成像技术将中医的经络在人体体表的循行轨迹直观地呈现在人们眼前，同时发现经脉线上相关组织比非经对照部位的导热性好，不同穴位的红外热像图也有差异，揭示了经络的物质基础。②在中医体质的应用研究。人体体表散发的红外线是一种衡量机体能量代谢情况及机体脏腑功能状态的信号，红外热像仪通过评估人体的代谢状态达到辨识体质的目的。③对中医理论的阐释。如督脉为"阳脉之海"、任脉为"阴脉之海"的理论认识，"肝气从左升，肺气从右降"的气化理论等。

应用红外热成像技术进行临床研究须重视"天人相应"，高度重视季节、气候等变化对人体的影响。红外热成像技术能直观反映气候变化对人体的影响，例如下图是同一患者在 2011 年 11 月 16 日至2011 年 12 月 3 日期间于每日上午巳时进行的红外热成像检测结果。

由背景颜色可粗略辨认检测当日温度情况，背景色淡提示当日温度较高，色深提示温度低。可以看到，不同温度会影响督脉红外轨迹的显现及导致局部经络出现郁滞现象，此红外热成像检测结果符合《黄帝内经》"寒则收引，助于封藏"的观点，应证"经气法时而变"的理论。

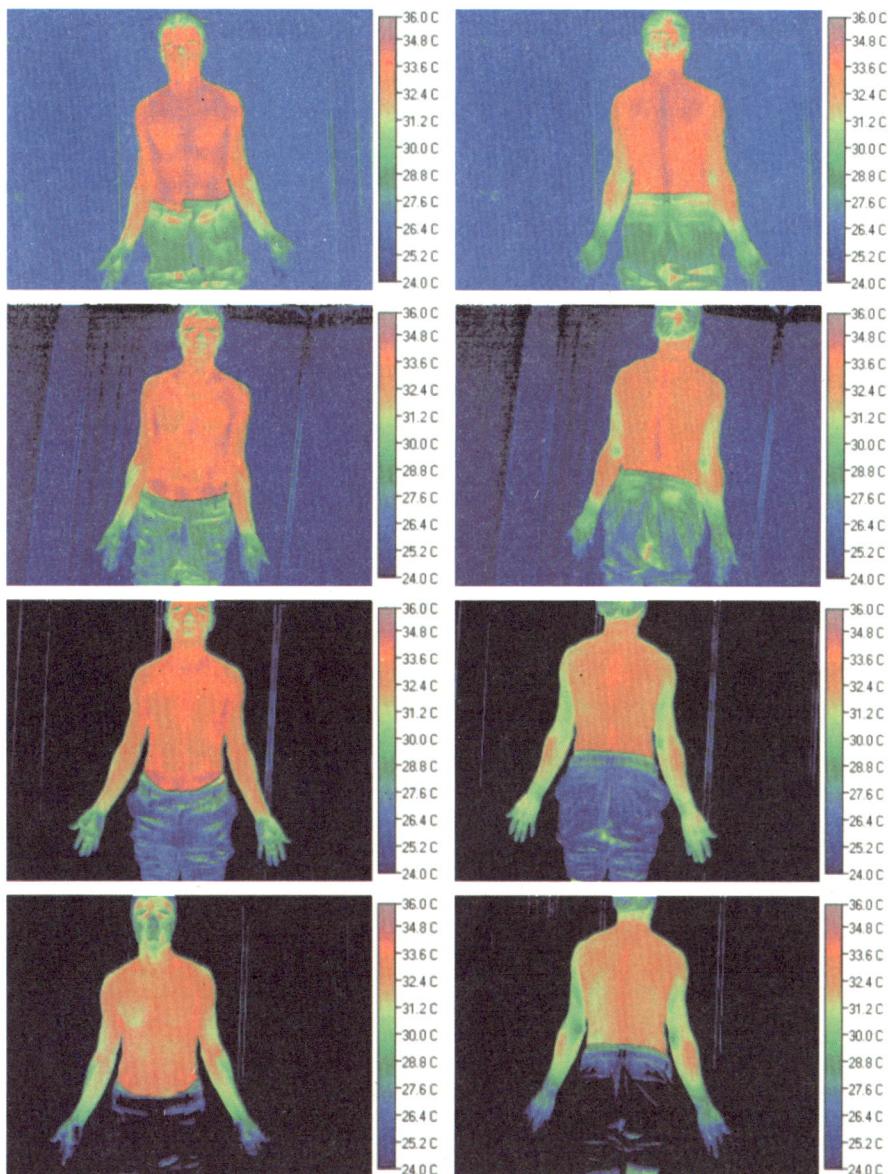

中医学"天人相应"理论认为，人体的功能随着时空不断变化，气象因素是"天人相应"的重要媒介之一。人体红外热像图是"天人相应"的重要观察窗口，其看似为缺点的易变性正是人体功能变化的客观反映。深入研究人体红外热像图随时间、气候、地理环境变化的规律，将有助对人体进行更深刻的认识。

红外热像图是将红外热成像检测技术与五运六气理论相融合，所捕捉到的是人体体质"先天格局"与检测当时天地气运相感应所形成的生理或病理状态的"象"，它不是固定不变的，而是随着年运更替及六气轮转而表现为各种平衡与不平衡状态的红外热像图。因此，它是一种融阴阳、脏腑、经络、气血、时空变化为一体的"象"，最能体现"运气印象"。

5."金不及"型体质状态红外热像图特征探讨

（1）"运气本命阶段"红外热像图

不同个体在相同气运影响下具有相似的红外热像图特征，笔者称之为"运气本命阶段"红外热像图。当后天轮转的年运或六气与人体先天的"病理性"脏腑"同气相求"时，先天的体质特征将更为凸显。如壬戌年四之气出生的人，逢壬申（寅）年三之气和六之气阶段、癸巳（亥）年三之气和六之气阶段，其先天的病理性脏腑将更易出现功能的偏颇，我们称之为"运气本命阶段"。有相同"运气本命阶段"的人群具相似的体质格局，即可归为同一类"五行十态"体质特征，因此会采集到具有相似特征的红外热像图。

例如：图 1～图 7 为 2013 癸巳年一之气"运气本命阶段"红外热像图。

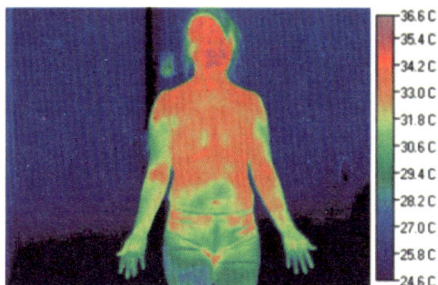

图 1

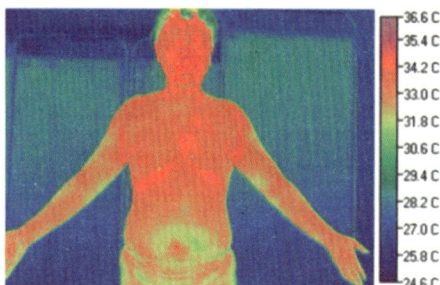

图 2

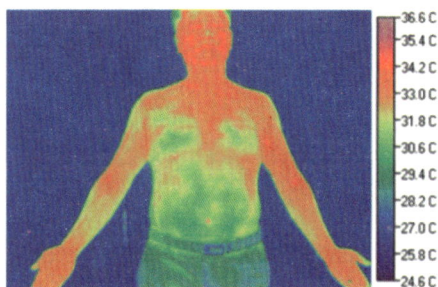

图 3

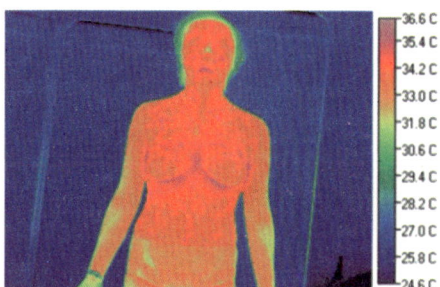

图 4

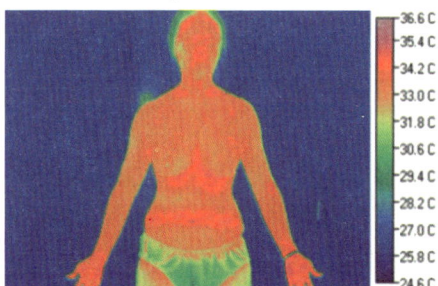

图 5

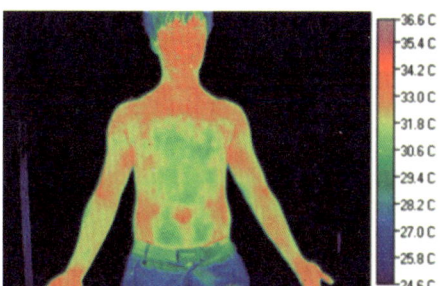

图 6

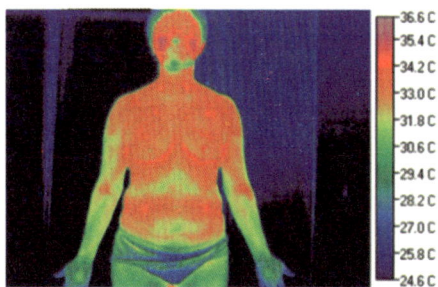

图 7

图1：采集于 2013 年 3 月 21 日。

丘氏，1970 年 7 月 25 日出生（庚戌年大运燥金，克伐肝木，司天太阳寒水加临导致生气不振；四之气客气厥阴风木，"木郁发之"，耗伤肝肾精血、肝肺失和），患者自诉 2011 年 11 月开始出现面部发热，午后明显。

图2：采集于 2013 年 3 月 12 日。

张氏，1961 年 1 月 28 日出生（辛丑年为"涸流之际"，肾精不充，一之气主气、客气均为厥阴风木，"春行春令"耗伤肝血肾精，肝生发太过反侮肺金致肝肺失和），患者自诉 2009 年开始出现面部阵发性发热。

图3：采集于 2013 年 3 月 20 日。

梁氏，1972 年 10 月 21 日出生（壬子年大运风木太过，五之气主气阳明燥金，客气少阳相火，形成肝肺失和、肺肾失交格局），患者自诉 2012 年开始出现面部发热，午后明显。

图4：采集于 2013 年 3 月 6 日。

刘氏，1984 年 1 月 17 日出生（癸亥年末之气，客气少阳相火，"冬行夏令"，碍精血阳气之封藏），患者诉自小面部发热。

图5：采集于 2013 年 3 月 20 日。

曾氏，1955 年 9 月 16 日出生（乙未年大运金不足，四之气客气少阳相火），患者自诉夏季手足发热，动则汗出。

图6：采集于 2013 年 3 月 17 日。

刘氏，1988 年 7 月 26 日出生（戊辰年大运火太过，四之气客气厥阴风木，木火相扇，肺肾亏虚），患者诉自小每于夏季、秋冬之交时面部、手足心发热，晚上明显。

图7：采集于 2013 年 1 月 24 日。

刘氏，1959 年 10 月 20 日出生（己亥年大运土不及，五之气主气阳明燥金，在泉之气为少阳相火，坤土之阴不足，土不伏火，肺肾失交，肝肾精亏），患者自诉终日面部发热，午后明显，2012年开始加重。

2013癸巳年一之气，司天为厥阴风木，主气厥阴风木，客气阳明燥金，形成"肝肺失衡、肺肾失交"的运气格局，当感应于那些先天体质格局中隐含此类特点的人群时，往往出现一类相似的临床症状。由以上经络红外热像图我们可看到其共性：面部呈高热态分布，伴或不伴手三阴经循经处的高热态分布。患者大多主诉：面部发热，或伴手足发热。因此，这类人群可归属为同一类"五行十态"体质状态，即金不及型，而2013癸巳年一之气则为他们共同的"运气本命阶段"。

（2）"平和状态"红外热像图

在红外热像图中，可以观察到不同体质人群在年运更替、六气轮转过程中与天地之气相感应（或"得天之助"或"受天所刑"），表现为阶段性的平衡或不平衡。所以，笔者认为平衡是相对的，没有平和体质，只有相对的平和状态。

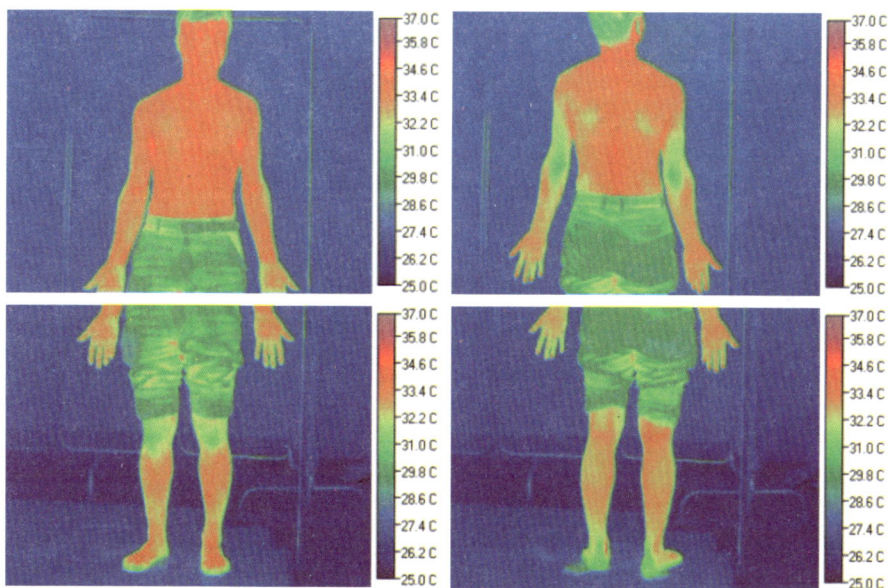

图8：采集于2012年7月30日。

肖氏，1967年11月28日出生。

红外热像图提示：督脉红外轨迹连续性尚可，各经脉循行处皮温较均匀，患者自诉无明显不适。

提示：此人在当前运气格局下体质状态表现为相对平和。

运气解析：2012壬辰年四之气，大运木太过，客气厥阴风木加临。此人出生于丁未年，大运木不及，末之气主气、客气均为太阳寒水，属于"五行十态"中的木运不及型，是生气欠振的体质特征，在当前运气格局下由于"得天之助"而表现为相对平和的体质状态。

6. "金不及"型体质状态与"阳明阖机不利"伤寒热像图的相关性探讨

可以看到，五行十态之"金不及"型体质状态热像图特征与前文中三阴三阳开阖枢之"阳明阖机不利"型热像图类同。三阴三阳开阖枢红外热像图模型是建立在红外热成像检测技术与五运六气理论相融合的基础上，呈现人体与天地气、运相感应所形成的一种融阴阳、脏腑、经络、气血及时空变化为一体的动态变化之"象"（模型）。因此，可以充分印证《伤寒论》"时位辨证"观。

开阖枢病即是六经病，《伤寒论》中所述"合病""并病"或许就是"复合枢机致病"之意。而红外热像图呈现的是"复合枢机致病"之标、本象，此亦是人体当下"体质的复合状态之象"。基于以上认识，我们提出：不同气、运加临于人体先天体质格局，呈现不同的体质状态，即开阖枢状态。故调开阖枢，即可调人体体质状态之偏。

7. 讨论

（1）"五行十态"是由主气、客气、司天、在泉及大运各种因素综合影响下形成的"最终格局"所决定的，此"运气印象"是中医运气学对人体体质"象"的特征性归类而非粗浅的"数"的推演。

（2）当体质叠加了不同气运格局时，表现为各种动态变化的体质状态，而红外热像图作为一种融阴阳、脏腑、经络、气血、时空变化为一体的"象"，可以很好地揭示这一"动态藏象"的变化。

（3）对不同个体在相同气运影响下的"运气本命阶段"红外热像图的收集、分析，可以帮助临床医生了解当下人体脏腑及经络病机的共性，对疾病中医病机的把握将更深刻更全面。

（4）对相同个体在不同气运影响下的"运气本命阶段"红外热像图的收集、分析可以帮助临床医生对患者体质进行更深刻、更科学的辨识，对其发病规律进行更有价值和前瞻性的预测。同时，通过动态的监测还可以更优化地指导临床治疗方案的制定及调整。

（5）我们将对十大类"运气本命阶段"红外热像图进行完善，建立"五行十态"体质状态图库，这将对中医"治未病"工作有重要的意义。

（6）红外热像图呈现的是"复合枢机致病"之标、本象，此亦是人体当下"体质的复合状态之象"。基于以上认识，我们提出：不同气、运加临于人体先天体质格局，呈现不同的体质状态，即开阖枢状态。故调开阖枢，即可调人体体质状态之偏。

【本章小结】

1.六经病是开阖枢病，而开阖枢有其主事时间，故六经病亦是时间疾病。此"时间"涵盖一日中之欲解时，亦对应于四时六气中的不同气运格局。

2.关于欲解时与开阖枢的关系可以这样理解：

"阴阳之三也何谓？气有多少，异用也"，三阴三阳开阖枢的不同功用承启着自然阴阳二气之消长循环与气交演绎，而"欲解时"乃经气当王之时。因此，我们认为，二者皆为时序与效用的综合体现。"欲解时"即"开阖枢"在发挥其用之时间轴线上阴阳气消长导致质变的开解破冰之效用。

3.我们提出重视"四象承土杀机之用"，正确运动"杀机"，从中斡旋，用以冲和，方可减缓开阖过程中"交争"对人体的消耗。四季末一十八日之承土，顺承四维五行之偏，伺其化气盈满，以养相应之四脏。"非杀无以卫生"，五行相生，木、火、土、金、水能够循环无端，正是得益于四象脾胃土枢机在四时六气更替中不断发挥"启而承之，再承而启之"的功用。

4.古人重视"欲解时"，或因为欲解时以脾胃土枢相系？借欲解时这一"时枢"进行调衡，即是以枢（脾胃土）调枢（开阖枢）。

（1）少阳、太阳、阳明、太阴之欲解时，皆起于前一象土之启土，止于后一象土之承土，如此循环无端。

少阳，寅（艮之启土）卯辰（巽之承土）；

太阳，巳（巽之启土）午未（坤之承土）；

阳明，申（坤之启土）酉戌（乾之承土）；

太阴，亥（乾之启土）子丑（艮之承土）。

（2）少阴、厥阴之欲解时皆含艮土。少阴之欲解时，子丑寅；厥阴之欲解时，丑寅卯。丑寅对应于艮土。由此可见少阴、厥阴（实为少阳）对生意周流的重要性。

《周易集说》云："艮居东北丑寅之间，于时为冬春之交，一岁之气于此乎终，又将于此乎始。始而终，终而始，终始循环而生生不息，此万物所以成终成始于艮也。艮，止也，不言止而言成，盖止则生意绝矣，成终而复成始，则生意周流，故曰成言乎艮。"丑应于艮卦，是止而又始，寅继丑而应于艮卦，是始而又成，由此，生意周流也！

5.少阴欲解时起于子时，命门真火，为枢转开阖之要；"水火往来，中气从之"，命门真火，中气之"先天"，四象之土从之而化。

6."五行十态"体质状态与三阴三阳开阖枢的相关性表现在以下两方面：

（1）《伤寒论》中所述"合病""并病"或许就是"复合枢机致病"之意。而红外热像图呈现的是"复合枢机致病"之标、本象，此亦是人体当下"体质的复合状态之象"。

（2）不同气、运加临于人体先天体质格局，呈现不同的体质状态，即开阖枢状态。而开阖枢病即是六经病，通过调四象脾土枢机（与欲解时相对应），即可调六经开阖枢，进而调人体体质之偏。

参考文献

[1] 马文辉，孙小红.试论《伤寒论》三阴三阳时位辨证 [J].中西医结合学报，2005，3（4）：257-259.

[2] 王琦.六经非"经"论 [J].中医杂志，1983，24（6）：4-7.

[3] 赵京伟，朱珍.《伤寒论》六经学说与《黄帝内经》三阴三阳理论关系的探讨 [J].浙江中医杂志，2004，39（5）：3-5.

[4] 钟海平，张光霁.阴阳的"一分为二"与"一分为三" [J].浙江中医杂志，2009，44（2）：89-91.

[5] 刘力红.思考中医 [M].桂林：广西师范大学出版社，2003.

[6] 顾植山.六经探源 [J].安徽中医学院学报，1991，10（3）：2-5.

[7] 苏庆民.一分为三与三阴三阳 [J].中国中医基础医学杂志，2010，16（6）：447-449.

[8] 梁华龙.少阴少阳枢机证治异同论 [J].河南中医，2008，28（4）：12-13.

[9] 方药中.黄帝内经素问运气七篇讲解 [M].北京：人民卫生出版社，1984.

[10] 杨力.中医运气学 [M].北京：北京科学技术出版社，1995.

[11] 顾植山.从阴阳五行与五运六气的关系谈五运六气在中医理论中的地位 [J].中国中医基础医学杂志，2006，12（6）：463-466.

[12] 刘晓燕.中医"肾应冬"调控机制与细胞信号转导相关性的研究 [D].北京：北京中医药大学，2004.

[13] 顾植山."三年化疫"说非典 [J].中国中医基础医学杂志，2003，9（12）：1-3.

[14] 顾植山.对当前 H_7N_9 流感疫情的五运六气分析 [J].浙江中医药大学学报，2013，37（4）：363-365+390.

[15] 顾植山.西非埃博拉出血热的五运六气分析 [J].浙江中医药大学学报，2014，38（9）：1041-1043.

[16] 顾植山. 从中医五运六气理论谈对当前甲型 H_1N_1 流感的认识 [J]. 浙江中医药大学学报，2009，33（4）：457-458+463.

[17] 杨力. 中医运气学 [M]. 北京：北京科学技术出版社，2010.

[18] 汪德云. 运气学说病理定位律的临床运用 [J]. 山东中医学院学报，1988，12（2）：34.

[19] 毛小妹，白贵敦. 医易时空医学 [M]. 太原：山西科学技术出版社，2007.

[20] 李洪娟. 医用红外成像检测技术在中医诊断中的应用 [C]// 锦州市光学学会. 全国第十四届红外加热暨红外医学发展研讨会论文及论文摘要集. 昆明：红外技术，2013.

[21] 陈志伟，刘忠齐. TTM（热断层）技术在中医领域应用概述 [J]. 世界中医药，2008. 3（2）：105.

[22] 汪培清，胡翔龙，许金森，等. 人体体表十四经脉循行路线的红外热像显示 [J]. 针刺研究，2002，27（4）：260-261.

[23] 许金森，胡翔龙，汪培清，等. 经脉线与非经脉线相关组织导热性的比较 [J]. 中国针灸，2005，25（7）：477-482.

[24] 王乐鹏，龙晓华等. 健康人体红外热像四时变化规律的初步研究 [J]. 中华中医药杂志，2015，30（5）：1809-1811.

[25] 李子孺，张旭升，林钢，等. 人体红外热像随时间变化现象的初步研究 [J]. 世界中医药，2009，4（5）：250-253.

附：胡杨篇

中科院物理所刘玉冰、陈治理于 2017 年 11 月 27 日撰文《为了适应荒漠环境，胡杨叶子也是拼了》，现摘录如下：

胡杨，又称为变叶杨、异叶杨。为适应荒漠极端环境，多种叶形相互配合，各司其职，与外界环境协调，共同完成生命活动。

多种形态的叶片集中于同一株树上，且自下而上为线形→披针形→缺刻披针形→缺刻卵形→缺刻菱形→缺刻阔卵形→缺刻扇形，呈渐变状态，形成不同的叶型。（笔者注：经云"有诸内，必形诸外"）

扫描电镜下，随着叶型的变化，叶片表皮超微形态结构亦呈渐变状态。比如，表皮绒毛从无到有并逐渐增大密度；表皮蜡质层逐渐增厚，表面蜡质片层密度逐渐增加；气孔密度亦渐增加。（笔者注："肺主皮毛"，绒毛、蜡质层、气孔皆属于肺；"肺主治节"，节为"枢"，变化之要，感应于不同"自然格局"，枢变之象不同。）

从异形叶的功能上看，光合能力最大的叶型居于树冠的中层，抗逆能力最强的叶型居于树冠的顶层。顶层叶片的高强度抗性，为中层叶片进行最大光合作用提供了保护伞，二者的结合利于底层叶片的发育。

笔者释：

1. 关于"体用"

唐代崔憬认为："体者即形质也，用者即形质上之妙用也……假令天地圆盖方轸为体为器，以万物资始资生为用为道；动物以形躯为体为器，以灵识为用为道；植物以枝干为器为体，以生性为道为用。"

2. 体质状态

植物亦有体质状态，如春"生"、夏"长"、秋"收"、冬"藏"。不同气运更替、方位、土壤，影响着植物的体质及体质状态。

3. 改善土壤，调衡体质之偏

据说"一千年才能形成一厘米厚的土壤"，土壤是"活的土壤"，蕴含着地球上四分之一的生物多样性。土壤可以调衡体质之偏，克林顿·奥伯在其著作 *Earthing* 一书中，用大量案例和实验告诉了我们一个简单而被遗忘的事实：我们脚下的土地蕴含着巨大的治愈能量。

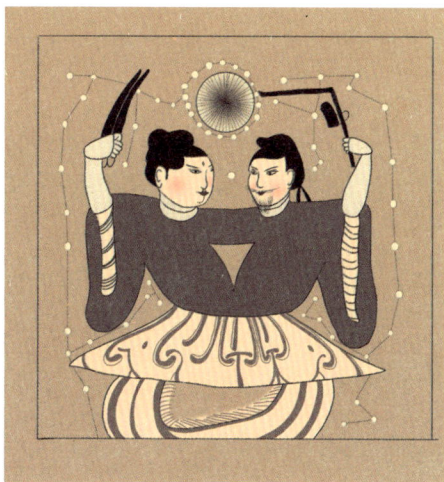

第三章

『四象脾土和五脏』脾胃治未病模式

第一节 "四象脾土和五脏"脾胃治未病模式的构建

在当今全国卫生与健康大会确立"大卫生、大健康"新理念的背景下，着力推动中医药振兴发展以适应"以治病为中心向以人民健康为中心"转变的新要求，努力发挥中医药在治未病中的主导作用成为时代的主题。然而，迄今为止中医治未病的理论创新及有效的运行模式仍有待探索研究。我们团队基于四象脾土四时六气和五脏的认识与实践基础上，提炼并形成了"四象脾土和五脏"这一脾胃治未病模式，进行区域范围内推广，获得了良好的效果，现就其内涵简述如下。

一、四象脾土四时和五脏治未病理论构建

将李东垣"脏气法时升降浮沉补泻图"与十二地支、后天八卦相应，可知一年四时之土有四象之常态：艮土（丑位）、巽土（辰位）、坤土（未位）、乾土（戌位）。卦由阴爻、阳爻组成，揭示脾胃作为枢机随四时阴阳变更而所涵阴阳盛衰、所处阴阳消长状态不同，因此于四时中所生脏腑不同，体用有别。基于此，我们构建了四象脾土即四象承、启两态之土模型，由艮土（丑寅）、巽土（辰巳）、坤土（未申）、乾土（戌亥）组成。其中：寅、巳、申、亥对应春、夏、秋、冬之始，故为四象脾土开启之时，此时之土状态可称为启土；而四季之末一十八日对应之土即辰、未、戌、丑，则各自承载着四时启土之政令德施，从而得以化修丰满四脏，故称之为承土。不启则无以承，承

而无启则四时无以更替，五行相生，木、火、土、金、水能够循环无端，正是得益于四象脾胃"土"之枢机在四时六气更替中不断发挥"启而承之，再承而启之"的功用。

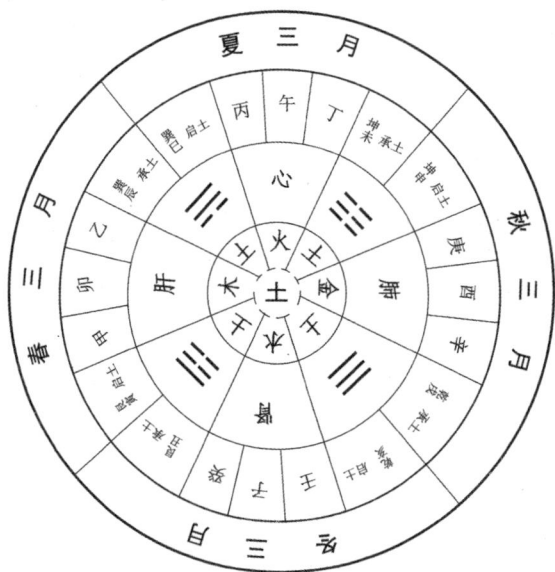

四象承、启之土四时生四脏图

四象之脾土旺于四时，枢转天地阴阳而行春生、夏长、秋收、冬藏之令，调和人体五脏以生肝、心、肺、肾之神机。这是指常态的土，是四时之气"至而至者和"的结果，而"时有常位而气无必也"，故四时之土有备化之德亦有卑监之态。正所谓"非其位则邪，当其位则正"，年运更替、六气轮转中，"太过、不及"所致"未至而至，至而不至"，或可使天地气机升降不前、气交有变而产生郁滞，四象脾土枢机由此而枢转不利，感应于不同体质人群出现相应脏腑阴阳失和。基于此，我们提出"四象脾土六气调神论"，即是：人体脏腑神机因天地之气立的变化而出现偏颇，顺应天地生、长、化、收、藏"常态下运转"的四象脾"土"枢机常受到不同气运的影响而出现枢转不利，依据每年运气变化下的四时脾主令之特性，即时给予相应干预措施，调整失衡之脾"土"，以调人体肝肺、心肾、肺肾等枢机，和脏腑气血、阴阳、体用之神机。

二、基于"四象脾土和五脏"提出"土枢六经开阖"论

一气周流，"气有多少，异用也"，三阴三阳象对应六经开阖枢之用，逢非时之气加临，开阖枢失调，则六经为病。可见，六经病即是开阖枢病。开阖枢有其主事时间，而"欲解时"乃经气当王之时，由此我们提出，欲解时即开阖枢在发挥其用之时间轴线上阴阳气消长导致质变的开解破冰之效用，可以说是时序与效用的综合体现。

少阳、太阳、阳明、太阴之欲解时，皆起于前一象土之启土，而止于后一象土之承土，如此循环无端。少阴、厥阴之欲解时皆含艮土。古人重视"欲解时"，或因欲解时以脾胃土枢相系，故借欲解时这一"时枢"进行调衡，即是以枢（脾胃土）调枢（开阖枢）。笔者临床应用经方时，依脾土之偏酌加"脾土调枢药"，疗效更佳。

三、轴轮互运的五行藏象外治疗法

中医外治内容非常丰富，据有关文献记载，外治法多达400余种，许多疗法因缺乏系统整理与深入研究而无法推广应用，中医外治法研究与继承的滞后影响了中医药学体系的完整与优势的发挥。历经二十年临床实践，我们挖掘、凝练、传承，并创新地提出系列中医外治治疗理念，如"经络经气法时中医外治疗法""经络红外皮温中医外治疗法""经方中医外治疗法""以俞调枢"等。

临证中，辨证应用中医外治疗法，我们着眼点在于：一调"枢"，二取"象"，形成了轴轮并运五行藏象外治疗法。

四、基于"四象脾土和五脏"创新"坤土建中三伏治疗" 及"乾土建中三九治疗"

我们从事中医治未病工作以来，一直致力于发掘传统中医技术，并加以创新应用，提出"坤土建中三伏治疗"及"乾土建中三九治疗"。

我们认为，三伏三九治疗的方法不应局限于穴位贴敷、灸法等技术，中药内服、药膳、五音疗法及导引术皆可供选择，具体方案的制定及药物的选配应根据时气特点下不同体质状态人群的五行偏颇情况而定。我们提出"以象补藏"的观点，针对四时六气脾胃枢机主事阶段不同体质状态人群的五行偏颇，依据"五行之人应五象疗法"的原则，施以五行藏象疗法。

三伏处夏秋更替阶段，赖阴气（地坤之阴）以庚万物，借阳明（天乾之健）以用从革。由此，春夏生长之势得以"伏"于土。然三伏期间多湿、热为患，湿困土壅，土不伏火，或火刑于肺，庚金受囚。因此，我们提出"坤土建中三伏治疗"，即是在三伏期间基于对人体五脏枢机状态失和的分析，选用相应调坤、扶坤、复坤之术（如藏象五行疗法）对脾土枢机进行干预调节，以健中焦、救庚金、调枢机，复脾胃"转枢"及肺金"从革"之用，达到借助天时（庚日）沉降之力，使精血阳气"伏"于土中以长养脾胃、生五脏之目的。

冬至节气，阴结未解。若少阴之枢失用，则水寒土湿，元阳失其乾健之能，必累及艮丑承土开结破冰之功，更无艮寅启土演化万物之德。故三九治疗，温水暖土，助少阴"转枢"之用，扶助乾土从"艮"变，于素体阳虚寒湿体质人群而言尤为重要。而于素体精亏之人，逢少阴转枢之时、冬至一阳初生之际，易生风动火，提前进入"艮"变阶段，故三九治疗，阴中求阳以防"早艮"为其治疗大法。

"坤土建中三伏治疗"及"乾土建中三九治疗"，这一理论方法的构建是基于《黄帝内经》五运六气、五行藏象、天人合一等中医科学理论思维的指导，依据"脏气法时，应时而调"的原则，重视后天脾胃枢机和四时调五脏，赋予三伏三九治疗更加科学的内涵，笔者认为在中医治未病实践中具有积极意义。

五、基于"四象脾土和五脏"制方"四象归元饮"及"四象脾土膏方"

"人以外之物，皆秉五行之气之偏，故能治人身五行之气之偏之病。偏东方之病，用西方之药，偏南方之病，用北方之药。中医学的药学，必言性者一，五行之性也……"方由药成，内分君臣佐使，药有升降浮沉之偏象，故方亦有其偏。人身乾元一气，法时而变，唯量之不同，而阴阳消长之象（一阳、二阳、三阳，一阴、二阴、三阴）、五行之象（木、火、土、金、水）、左右升降之象等皆有异也。

人体脏腑气血的升降出入是维系生命活动之关键，而枢机体现的是脏腑间生克制衡关系，故枢机不利则疾病丛生。脾胃土不仅是人身脏腑气机之中枢，更是四时顺接承启之枢、阴阳变更调衡之枢。因此，四季末一十八日之脾胃土主事阶段即调理脾胃之"天时"，借此时机根据不同阶段脾胃土的气血阴阳状态施以相应调衡，顺时而和中以强基固本。

依据四象土所涵五行之偏，制四象归元饮（艮土方"萸夏氤氲归元饮"、巽土方"芪石升降归元饮"、坤土方"建中交泰归元饮"、乾土方"天地归藏归元饮"及巽坤从更方），以和四时其承启之用。

我们始终致力于"中医对人体疾病最本真的认识，以求达到最有力的治疗"的探索，基于《黄帝内经》五运六气理论构建人体体质的先天格局及四象脾土模型，结合年运更替、六气轮转，创制"四象脾土膏方"以防治疾病，即结合其当下"五行十态"体质状态制方，以方之偏平衡人体体质状态偏颇之象；同时，依据四象土所涵五行之偏，制四象归元饮，以和四时承启之用；最后，将"运气基础方"纳入"四象归元饮"中制"四象脾土膏方"，顺应时运六气和五脏，以平为期。可见，四象脾土膏方全面兼顾了"体质之偏""脾土之偏""气运之偏"以制方，亦可谓"以象补藏"也。

秦伯未先生指出："何谓膏？正韵泽也。膏方者，博雅润泽也。盖煎熬药汁或脂液而所以营养五脏六腑之枯燥虚弱者也，故俗亦称膏滋药。"又说："大抵每方平均以三十药为准。"膏方，因其药味多，兼顾全面，滋补力强且能攻补同施，携带服用方便等特点而深受患者赞誉，故在体质调理、治未病应用中具无限前景。

六、基于"持中央、运四旁"制方"归元启泰饮"

郑钦安云："要知先有真火而后有君火，真火为体（体，本也，如灶心中之火种子也），君火为用（用，末也，即护锅底之火，以腐熟水谷者也），真火存则君火亦存，真火灭则君火亦灭。"当调四象脾土中任何一象皆不能兼顾全面时，唯调中央任督，即"持中央，以运四旁"。正所谓"水火往来、中气从生"，和中央之水火，调任督之升降，以生中气。此亦是以"中央"（先天之后天，后天之先天：任督二脉）调"中央"（脾胃），进而和五脏的治疗方法。

据此，制"归元启泰饮"，即"温养下元，复生升之机"的温督充任归元启泰饮、"填精，使气有所依"的充任温督归元启泰饮，并依据不同土的承启五行之偏象进行加减用药。

七、"五行十态"体质状态调衡

所谓体质，即脏腑、经络、阴阳、气血等盛衰偏颇形成的素体特征，五运六气以"同者盛之，异者衰之"的方式影响人体体质，导致其罹患某类疾病并影响其病势。当体质叠加了不同的气运格局时，是动态变化的，表现为各种体质状态。多年来，我们应用红外热成像检测技术对人体阴阳、气血的盛衰偏颇进行评估时也捕捉到了这一现象。"五行十态"体质状态，是中医运气学对人体体质"象"的特征性归类，红外热像图是将红外热成像检测技术与五运六气理论相融合，所捕捉到的正是这样一种融阴阳、脏腑、经络、气血、时空变化为一体的"运气印象"。当后天轮转的气运与人体先天的"病理性"脏腑"同气相求"时，先天的病理性脏腑将更易出现功能的偏颇，我们观察到：不同气、运格局与经络脏腑存在"病理性定位"关系。我们认为，五运六气叠加于人体会产生特定的经络脏腑靶向效应，引起脏腑气交（肝肺、心肾、肺肾、脾胃枢机）失衡，导致疾病的发生，并且直接影响其中医证型、病势及转归等。

四象脾土和五脏对"五行十态"体质状态的调衡，原理在于：其一，"五行十态"体质状态中的任一分型，除了因相应之脏的偏颇，脾土枢机不利的因素不可或缺，即先天体质格局中的脾土格局。通过构建先天脾土格局，了解脾胃的阴阳偏颇（如脾虚湿蕴或脾阴亏虚），结合先天体质中其余脏之失衡，明确脾与他脏之关联，我们认为这种"关联"至关重要，是"病理性定位"关系的核心所在。因此，疾病发生的内核是体质，而体质中五行失衡的关键则在脾胃（即"体质—脾胃—疾病"轴），而体质状态的调衡应以脾胃为基石，此即所谓脾胃为"后天之本""调后天以充养先天"之意。其二，不同气、运加临于人体先天体质格局，呈现不同的体质状态，即开阖枢状态。而开阖枢病即是六经病，故通过调四象脾土（与欲解时相对应），即是调开阖枢，进而可调人体体质之偏。

八、基于健康家庭为目标的"4P 健康治未病管理"模式

世界卫生组织研究发现：人类 1/3 的疾病可以通过预防与保健避免发生；1/3 的疾病可以通过早期发现得到有效控制；1/3 的疾病通过有效的信息沟通能够提高治疗效果。联合国环境卫生署在 20 世纪末将慢性病定为"生活习惯病"。《中国居民营养与健康现状》报告表明：不健康的行为和生活方式是中国居民慢性非传染性疾病患病率上升迅速最主要的原因。家族各成员往往因为相似的遗传信息、生活环境、生活方式而表现为疾病的家庭聚集性与相关性。只有以家庭为单位实施健康管理，才能在一定程度上促进家庭成员间的相互监督，增强其参与性，从而更有效地规范其行为习惯。因此，我们提出以健康家庭为目标的"4P 健康治未病管理"模式。"4P"即预测（prediction）、预防（prevention）、个体化（personalization）、参与（participation）。基于《黄帝内经》五运六气理论对体质形成的认识，结合四诊资料，借助现代红外热成像检测技术，对当下人体阴阳、气血的盛衰偏颇及经络、脏腑的功能状态以可视化呈现，评估不同人群的五行十态体质状态，预测气、运更替对人体疾病发病趋势的影响，并制定饮食、运动、出行、药膳、膏方、中医外治干预等个体化、全面、动态的健康干预方案，实现"时、空、社、身、心"全方位防治。

九、小结

"四象脾土和五脏治未病模式"涵盖了"四象脾土四时和五脏治未病理论构建""坤土建中三伏治疗""四象脾土膏方"等多个方面的内容，既有科学的理论指导，又有有效的干预措施，还有前卫的健康管理理念，其内容丰富、系统而全面，且极具创新性。实践证明，该模式在当今国家大力倡导传承与创新中医药文化技术的时代背景下，具有重要的现实意义，值得进一步在行业内推广应用。

第二节　轴轮互运的五行藏象疗法

中医外治内容非常丰富，据有关文献记载外治法多达400余种，许多疗法因缺乏系统整理与深入研究而无法推广应用，中医外治法研究与继承的滞后影响了中医药学体系的完整与优势的发挥。历经二十年临床实践，我们挖掘、凝练、传承，并创新地提出系列中医外治治疗理念，临证中，辨证应用中医外治疗法，我们的着眼点在于一调"枢"、二取"象"，形成了轴轮互运五行藏象疗法。

一、五行藏象疗法"以象补藏"

1. 象，取象比类

我们生存的这个宇宙，充满了各种各样的象，有无形之大象，也有各种可见之象，然而，这些象并不是孤立或散乱无章而存在的。在伏羲女娲图中，女娲右手拿着"规"，伏羲左手拿着"矩"，这规矩权衡就是宇宙自然的秩序和法则，也是人类认识和探索宇宙的工具。

古人通过分析和推演去界定事物的"象"属性，并以此为依据对万物进行划分、归类，从而

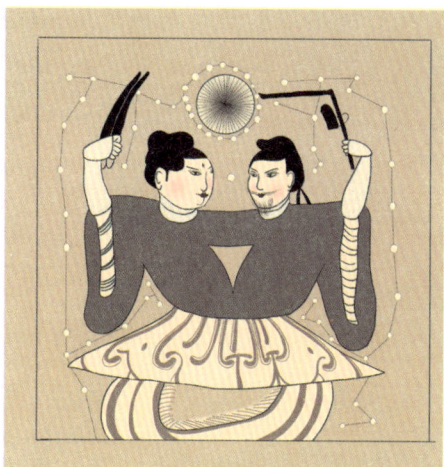

伏羲女娲图

151

形成了"方以类聚，物以群分"的状态，而事物间也因"同气"而具有了"相求"的联系，这就是"取象比类"。古人应用这样一种思维模式去探索人类生命活动与自然界万事万物间的规律和相互关联。而中医，正是基于此建立起了天人合一的"象"医学模型，并确立了"以象测藏"的方法论。

藏象理论具有丰富而深刻的内涵，"藏象"一词首见于《素问·六节藏象论》。《说文解字》解释为"藏，匿也"，即隐藏于事物之中的内核。"象"是能够反映"藏"的事物的外在表现，涵盖了自然气候、物候、病候、空间方位等及其间的相互通应之象。藏象是在大量观象基础上对事物的现象和本质进行分析、概括、综合、归纳，最终明确其抽象属性。

由此可见，事物"象"属性的界定可谓人类认识自然，甚至改造自然的一个重要支点。

2. 五行"象"属性的界定

著名医家陶弘景先生对部分中药进行了五行象属性的界定，《辅行诀脏腑用药法要》云："味辛皆属木，桂为之主，椒为火，姜为土，细辛为金，附子为水……味甘皆属土……甘草为木，大枣为火……味苦皆属水……黄芩为木，黄连为火。"辛味药属木，而桂枝为木中木，川椒为木中火，细辛为木中金，附子为木中水，姜为木中土，即"五行中的任何一行又皆有五行可再分"。这些进行了五行再分的药物，经过不同组合后形成了专门针对五脏中某一脏气血阴阳损益偏颇的大小补泻汤，如：

小泻肝汤：枳实、芍药、生姜各三两。

大补肝汤：桂心、干姜、五味子各三两，旋覆花、代赭石、竹叶各一两，大枣十二枚。

小泻脾汤：附子一枚（炮），干姜、甘草（炙）各三两。

大补肺汤：麦冬、五味子、旋覆花各三两，细辛、地黄、竹叶、甘草各一两。

大补肾汤：地黄、竹叶、甘草各三两，泽泻、桂枝、干姜、五味子各一两。

这样的临床思维模式给了我们极大的启发，我们团队也开始尝试对中医外治疗法进行五行象属性的归类整理。如足浴疗法，其五行为水，当以姜为介质，在上午巳时进行施治时，就具备了"开太阳"的功效。也就是说，当五行为水的足浴疗法，叠加了一个五行为木中火的"介质五行"和属火的"时间五行"后，最终形成了水中火的"功效五行"。若以醋为介质，则叠加了"阳明阖机"之用，增强肺肾收纳之力，故为水中金。因此，任何一种中医外治疗法的五行属性都既不是单一的，也不是固定不变的。又如：灸法五行属火，隔附子饼、隔盐、隔蒜泥灸，或灸百会穴、神阙穴、涌泉穴等，其功效不同，五行属性也不尽相同。坤土建中疗法，也因其所选取之土的自然五方属性不同（如新疆的黑土、昆明的红土，或是山西的黄土）、温度与湿度有异而五行象属性不完全相同。

因此，我们认为一种非药物疗法五行"象"属性的界定，关键在于其最终产生的效用，而影响这一"最终效用"的因素诸多，包括器具材质、介质、施治时间、定位经络、穴位或部位等。而器具材质之五行、使用的介质之五行、施治时间之五行、定位经络之五行等，都是叠加在这项治疗之上的不同五行之象，也因此才使得这项治疗具备了不同的"五行复合之象"，或者说复合之用。

3. 缺失的拼图

每一位当下来就诊的患者都可以看作是一幅缺失的拼图，而明确其缺失的拼图块的象，才能有针对性地进行治疗。因此，对体质及体质状态的评估尤为重要。我们都知道，体质是相对固定的素体特征；而体质状态是动态变化的，它是体质叠加了不同的气运格局而呈现出的状态，是当下的状态。所以，二者是不完全相同的，比如2018戊戌年，也就是运气学中所谓的"赫曦之纪"，这样的年份对人体影响最大的是手少阴、手太阳、手厥阴、手少阳经脉，以及心肺两脏。而2014

甲午年，即"敦阜之纪"，对人体影响最大的则是足太阴、足阳明经及脾肾两脏。

《素问·生气通天论》云："夫自古通天者，生之本，本于阴阳。天地之间，六合之内，其气九州、九窍、五脏十二节，皆通乎天气。"

《素问·五常政大论》云："赫曦之纪……其气高，其政动，其令鸣显，其动炎灼妄扰，其德暄暑郁蒸，其变炎烈沸腾……其经手少阴、太阳，手厥阴、少阳，其脏心肺；敦阜之纪……大雨时行，湿气乃用，燥政乃辟……其变震惊，飘骤崩溃……其经足太阴、阳明，其脏脾肾。"

《素问·天元纪大论》云："寒暑燥湿风火，天之阴阳也，三阴三阳上奉之。木火土金水火，地之阴阳也，生长化收藏，下应之。"又云："气有多少，形有盛衰，上下相召而损益彰矣。"

这就是"天人相应"，天地之气有多少，相应地人体的形就会有盛衰，"上下相召"而人体经络气血的损益之象是可以随时捕捉到的。这个可以随时被捕捉到的损益之象就是体质状态，它是动态变化的。

以下是我们在不同气运格局下采集到的系列红外热像图：

图1：2011辛卯年末之气为暖冬，人体红外热像图呈"反阳"之象。

图2：2012壬辰年一之气为"倒春寒"，人体红外热像图呈"寒包火"之象。

图3：2012壬辰年四之气"木郁发之"，人体红外热像图呈"肝肺失和"之象。

图4：2013癸巳年二之气，一股强大而持久的冷空气的到来，导致人体出现"心阳不足"之象。

图5：2015乙未年一之气，大运金不及，逢"春行春令"，红外热像图呈"木太过"体质状态之象。

图6：2015乙未年五之气，人体红外热像图呈"上燥中清下寒"象。

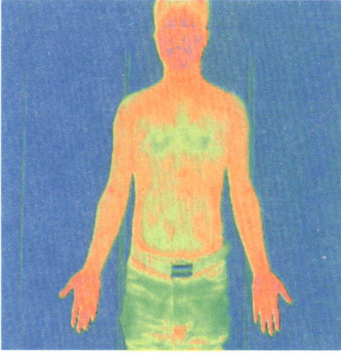

图 1

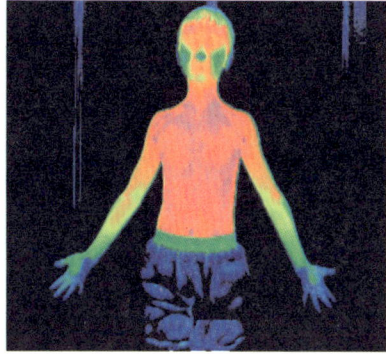

图 2

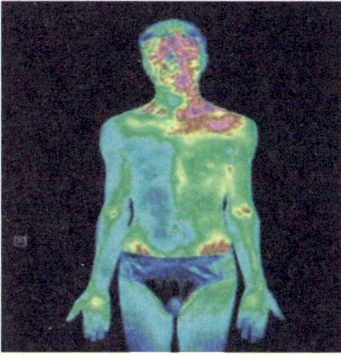

图 3

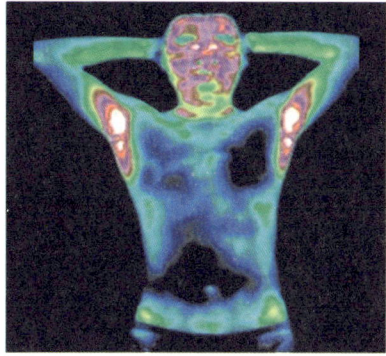

图 4

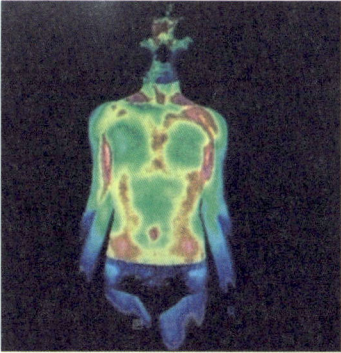

图 5

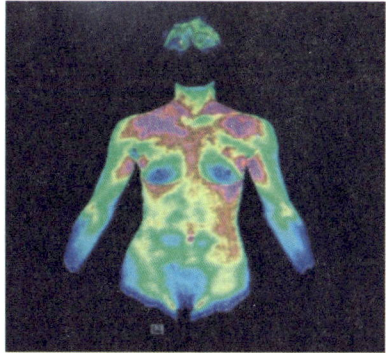

图 6

这些都是缺失的拼图，我们称之为体质状态，之所以会出现这些特征性状态必然与患者的先天体质密切相关。所以，体质状态可以反映体质的问题。但是，它并不完全等同于体质，这一点是必须首先要明确的。

红外热像图是一种融经络、脏腑、气血、阴阳以及时空变化为一体的"象"热图，它呈现的就是当下的"体质状态"。我们观察到，在相同气运影响下人体脏腑及经络的偏颇存在典型共性，这些共性源于特殊运气格局对人体特定脏腑及经络的靶向影响。这些所谓的"典型共性"和"靶向影响"，就是临证中需要把握的"病机"。因此，"体质状态"能够反映"病机"。

目前，我们团队正在构建"五行十态"体质状态热像图库，我们尝试对体质状态进行五行"象"属性的分类，界定依据是当下气运对人体特定经络脏腑靶向作用所形成的特征性"象"，我们称之为"运气印象"。和五行藏象外治疗法一样，划分的依据依然是象，"以象之谓也"。

4."以象补藏"的治疗理念

右图中拼图块的外形不同，或者说它们的象是不一样的，我们可以把它们看成是"五行之象"不同的各种中医外治疗法，比如针刺、拔罐、艾灸、穴位贴敷、刮痧疗法等；我们也可以把它们看成是同一种外治疗法的不同"五行复合之象"，比如隔姜灸、隔盐灸、隔附子灸。

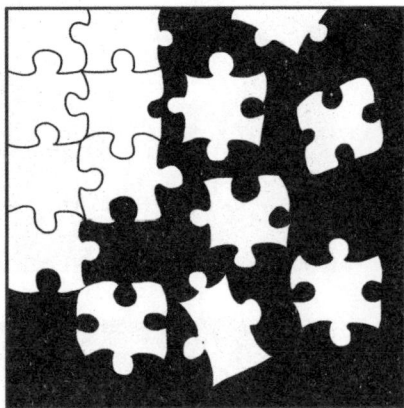

人体同样也存在着一个病理性的"复合之象"，下图中，在一气周流的圆上，艮位、巽位、离位都有相应五行的缺失，提示当下这个患者在水木枢转和木火疏达的过程中出现了问题。临床中，我们可以选

取"五行之象"不同的几种中医外治疗法联合应用，一一对应着去填补这些缺失。由此，协助病态下的枢机完成枢转，使壅滞之五行恢复循环，实现气交。这就是"以象补藏"的治疗理念。

例如"逆周天小循环中央导引术"，就是针对临床中"金不及"型体质状态人群定制的治疗方法。

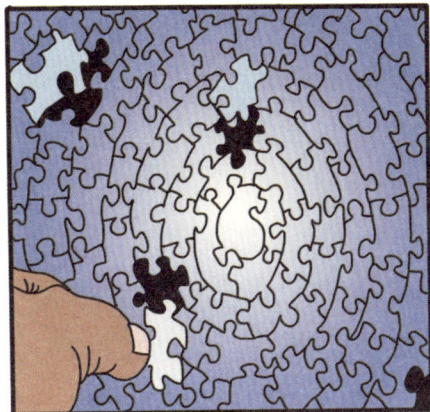

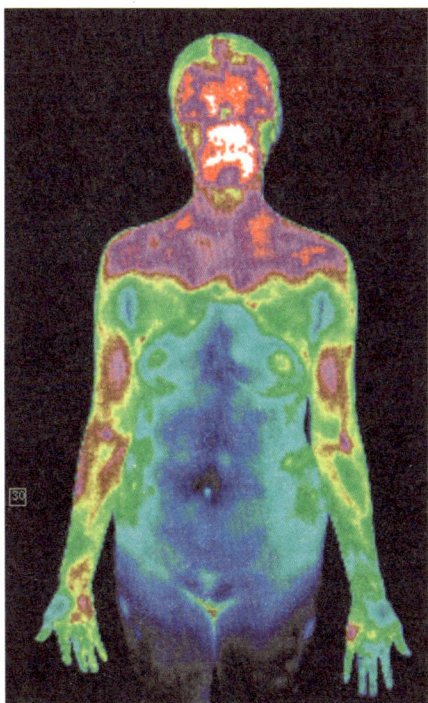

"金不及"型体质状态红外热象图

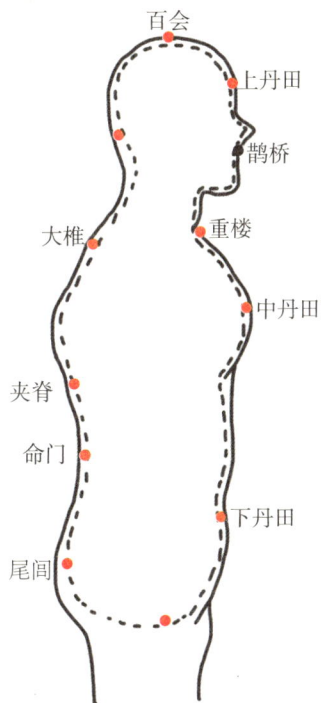

小周天循环路径

"金不及"型体质状态人群上焦木、火浮游之邪常在，气壅于上；而下焦则是精亏血虚、气无所依，生发无源。小周天的常规循环路径是由长强向上至百会，此时如果按这个路径去升达督阳，不仅会加重精血的亏耗，而且加重气上壅。而逆周天小循环导引术的路径则是由百会下长强、入丹田，这样的路径即赋予了这项治疗"引阳入阴"之功效。所以，治疗前上焦区域热值高于中焦，治疗后上焦区域热值则低于中焦。治疗后患者诉头胀头痛明显改善，咽部堵窒感、胸骨后灼热感、胃胀有所减轻，治疗过程中出现肠鸣、排气等腑气已通的现象，而胃脘部、下腹部变得温暖。这就是"治疗的象"对"人体病理象"的调衡作用，就是"以象补藏"。

因此，基于"取象比类""以象测藏"及"五行制化"的认识，我们以"五行互藏"理论为指导，对中医外治疗法的五行"象"属性（金、木、水、火、土）进行归纳、整理，形成了五行藏象系列疗法。并提出"以象补藏"的观点，即：应用"五行十态"体质状态红外热像图，辅之以舌象、面象、脉象等四诊合参，针对失衡之脏及其相互作用所形成的病理性"复合之象"，评估其阴阳偏颇的程度，依据"五行之人应五象疗法"的原则，选取单一或联合应用后综合疗效为平衡这一失衡之象的治疗方案，从而协助病态下的枢机完成枢转，使壅滞之五行恢复循环，实现气交。

5.《黄帝内经》中的"藏象疗法"

其实，藏象疗法在《黄帝内经》中早有记载，其中最具代表性的就是关于"九针"的论述。我们可以看到，不同的针具，对应的功效是不一样的。

《灵枢·九针论》云："黄帝曰：余闻九针于夫子，众多博大矣，余犹不能寤，敢问九针焉生，何因而有名？岐伯曰：九针者，天地之大数也，始于一而终于九。故曰：一以法天，二以法地，三以法人，四以法时，五以法音，六以法律，七以法星，八以法风，九以法野。

"黄帝曰：以针应九之数奈何？岐伯曰：夫圣人之起天地之数也，一而九之，故以立九野。九而九之，九九八十一，以起黄钟数焉，以针应数也。

"一者，天也。天者，阳也。五藏之应天者肺，肺者，五脏六腑之盖也，皮者，肺之合也，人之阳也。故为之治针，必以大其头而锐其末，令无得深入而阳气出。

"二者，地也。人之所以应土者，肉也。故为之治针，必箭其身而员其末，令无得伤肉分，伤则气得竭。

"三者，人也。人之所以成生者，血脉也。故为之治针，必大其身而员其末，令可以按脉勿陷，以致其气，令邪气独出。

"四者，时也。时者，四时八风之客于经络之中，为瘤病者也。故为之治针，必箭其身而锋其末，令可以泻热出血，而瘤病竭。

"五者，音也。音者，冬夏之分，分于子午，阴与阳别，寒与热争，两气相搏，合为痈脓者也。故为之治针，必令其末如剑锋，可以取大脓。

"六者，律也。律者，调阴阳四时而合十二经脉，虚邪客于经络而为暴痹者也。故为之治针，必令尖如牦，且员其锐，中身微大，以取暴气。

"七者，星也。星者，人之七窍，邪之所客于经，而为痛痹，舍于经络者也。故为之治针，令尖如蚊虻喙，静以徐往，微以久留，正气因之，真邪俱往，出针而养者也。

"八者，风也。风者，人之股肱八节也。八正之虚风，八风伤人，内舍于骨解腰脊节腠理之间，为深痹也。故为之治针，必长其身，锋其末，可以取深邪远痹。

"九者，野也。野者，人之节解皮肤之间也。淫邪流溢于身，如风水之状，而留不能过于机关大节者也。故为之治针，令尖如挺，其锋微员，以取大气之不能过于关节者也。"

二、五行藏象疗法轴轮互运

彭子益提出"中气如轴，四维如轮"理论，认为"轴运轮行、轮运轴灵，中医之法无非运轴以行轮、运轮以复轴、轴轮并运三法"。通过调理脾胃枢机，以和人体肝肺、心肾、肺肾等枢机，此可谓运轴以行轮也；而通过调理人体肝肺、心肾、肺肾等枢机，合和脾胃枢机，此乃运轮以复轴也；此外，五脏以脾胃为本，脾胃有心之脾胃，肺之脾胃，肝之脾胃，肾之脾胃，故调人体心、肝、肺、肾之脾胃，既可平本脏，又兼和脾胃，此乃轴轮并运也，我们提出"四象脾土六气调神"论，通过调四时六气影响下的主事脾土枢机以调人体肝肺、心肾、肺肾等枢机，和脏腑气血、阴阳、体用之神机，即为轴轮并运。

1. 运轮复轴与五行藏象疗法

背俞指针疗法，以指代针对患者双侧足太阳膀胱经俞穴进行点、按、揉的手法操作，通过"俞穴—经络—脏腑"轴发挥调节作用。《素问·举痛论》云："寒气客于背俞之脉，则脉泣，脉泣则血虚，血虚则痛，其俞注于心，故相引而痛。按之则热气至，热气至则痛止矣。"不仅阐释了邪客于俞、累于经脉、害于脏的病机，并且给出了通过作用于俞，则气至病所而愈的治法。《说文解字》："俞，从亼从舟从巜，亼，集；舟，船也，刳木为舟，剡木为楫，以济不通。"膀胱经背俞穴可视为人体五脏六腑之舟楫的港湾，逢五藏（脏、腑、经络等）为病，则起航以济不通。

因此，背俞指针疗法是通过调衡五脏自身气机升降及其相互之间的枢机（心肾、肝肺等）和合，进而调和脾胃土枢机，即"以俞（背俞穴）调枢（脏枢），以枢（脏枢）调枢（脾胃土枢）"运轮复轴的藏象疗法。基于背俞指针疗法机理的深入探索已先后获4项国家自然科学基金项目资助，并在行业内进行较广泛的推广应用。

案例：

谢氏，男，出生于 1966 年 6 月，丙午年三之气，于 2015 年 1 月 26 日大寒节气下午申时就诊。

症状：咳嗽十余日，痰黏、色偏黄、难咳出，咳声重浊、无力，喑哑，汗多，面色晦暗略红，诉下午较上午略有好转，已服用柴胡桂枝干姜汤加减一周余，效欠佳。舌淡，左脉浮大、芤。

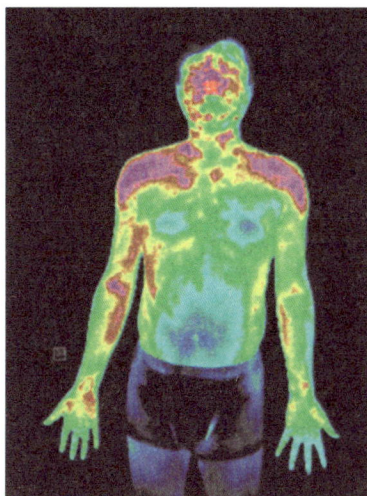

图 a（上半身正面）

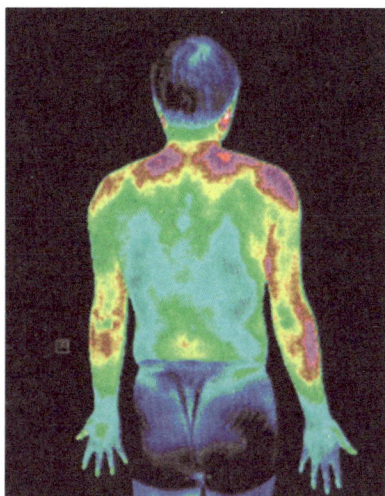

图 b（背面）

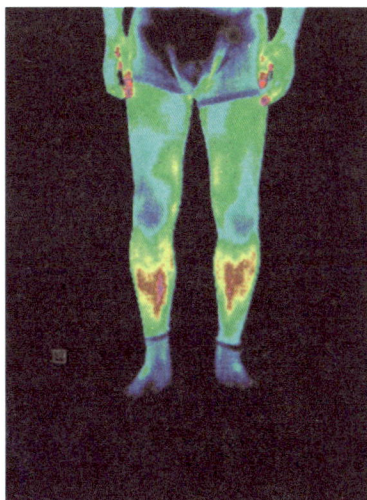

图 c（下半身正面）

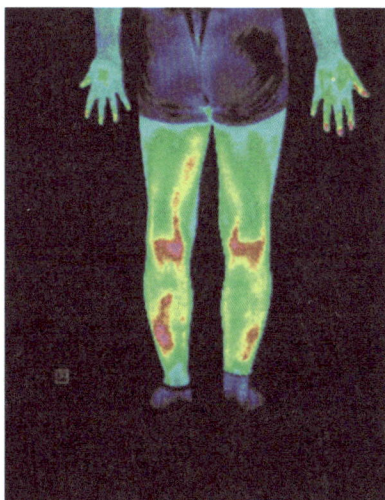

图 d（背面）

红外热像图示：肺部略清，未见明显偏高热态分布（图a）；心气不足（图a）；双侧胁肋部肝经、双上肢心经、双侧头颈部少阳经循经处经气失衡，右侧均偏高热态分布（图a）；督脉红外轨迹几无显示（图b）；双侧颈肩部三焦经、背部膀胱经肺俞至肝俞循经处经气郁滞明显（图b）；其余未见明显异常（图c、d）。

中医病机提示：肝肾精亏、肝肺失和。

分析：患者出生于丙午年三之气，年支、司天、客气均为"火"，逢2015乙未年一之气，中运金不及，客气厥阴风木加临，叠加于"火"型体质，故其土"否"且"从木化"：心肺之气阴、肾精亏虚，致风火相扇，肝肺失和。故红外热像图提示"双侧胁肋部肝经、双上肢心经、双侧头颈部少阳经循经处经气失衡，右侧均偏高热态分布"；患者咳嗽十余日，痰黏、难咳出皆因于津亏、生化乏源，而咳声重浊、无力、脉芤则为元气亏虚之象，《素问·五常政大论》云："木曰敷和。"《血证论》云："肝为藏血之脏，又司相火，血足则火温而不烈，游行三焦，达于腠理。"患者素体精亏火旺，于此生发之际更耗肝血肾精；中运金不及故热图见肺部虚清，午后正值阳明主事，得天时之助故病情较上午略有好转；红外热像图提示"水生木、木生火"，此为太过之象。须知大寒时节尚处于"艮丑承土"主事阶段，其土蕴藏金、水之性，而立春后"艮寅启土"主事时，始于艮丑之土中枢转"水、木"。此时热图呈现"水生木、木生火"之象主要归咎于：① 2014甲午年五之气客气少阳相火、末之气客气阳明燥金，热与燥皆煎灼人体肝肾精血、耗伤肺之气阴，致"精绝"，影响"乾亥启土"格局的开启，使"艮丑承土"金水之性封藏涵养不足而处于"卑监"之态；② 2015大运金不及，一之气客气厥阴风木加临，致"水、木"过早枢转而呈现"艮寅启土"格局，而肺金不足，无以和降木火生发之势，故肝肺失衡。

治疗原则：补乾土之金水、泄艮土之木火。

治疗方法：土象之背俞指针疗法（补肺俞、脾俞、肾俞，泻心俞、肝俞）。

治疗时间：申、酉时。《素问·六元正纪大论》云："郁极乃发，待时而作。"中运金不及，肺失肃降，于每日午后申、酉阳明主事之时施治，以借天时。

2. 运轴行轮与五行藏象疗法

坤土建中疗法，选取自然五方之土作用于脾主之大腹，自然之土与人体之脾土皆有承载、化生之用，因"同气"而相感、相召、相符、相求，故针对不同体质状态人群的五行偏颇程度，选取具有补益中气作用的自然五方之土"以象补藏"，可以达到"以土补土""以土调枢"的作用。自然五方之土，作用于脾主之大腹"以土补土"，进而调和脾胃土枢、五脏土枢及五脏间的关系，即坤土建中疗法是"以土调枢（脾胃土枢），以枢（脾胃土枢）调枢（五脏土枢及五脏）"运轴行轮的藏象疗法。

3. 轴轮并运与五行藏象疗法

我们构建了四象承、启两态之"土"模型，脾胃作为枢机随四时阴阳变更而所涵阴阳盛衰、所处阴阳消长状态不同，因此于四时中所生脏腑不同，体用有别。不同气运影响下，人体失衡的脏腑及其相互作用所形成的病理性"复合之象"不同。针对当下的体质状态及其中的脾土状态（卑监之土及敦阜之土）相互作用所形成的"复合之象"，施以五行藏象疗法：调不足或太过之脾土所应之象，对当下的脾土枢机进行调和；同时，对其余失衡之脏所应之象进行联合或序贯治疗。协助病态下的枢机完成枢转，实现气交，使壅滞之五行恢复循环，是在动态变化中纠正失常以维持相对平衡，此即"四象脾土六气调神指导下的轴轮并运的五行藏象疗法"。

（1）艮土主事

①"肝肾精亏，肝肺失和或少阳枢机不利"之艮土格局

逢司天或客气为厥阴风木、少阳相火时，形成"肝肾精亏，肝肺

失和或少阳枢机不利"的艮土格局。初之气，主气厥阴风木，逢客气厥阴风木、少阳相火加临，致"水、木"过早枢转，耗伤肝血、侮及肺金，无以和降木火生发之势，故肝肺失衡。补益艮土，宜补肝血、和肝肺，治疗方法选择：土象之背俞指针疗法、水象之当归穴位注射（三阴交、肝俞、太溪）。

②"水寒土湿木郁"之艮寅启土格局

逢司天或客气为太阳寒水，形成"水寒土湿木郁"的艮寅启土格局。艮寅启土主事，枢转水木之气。少阳相火、厥阴风木皆为初生之阳，最忌寒抑，《辅行诀脏腑用药法要校注讲疏》云："肝属木，于时应春，其气温，温则水湿化而不燥，故其性柔。"素体阳虚之人若遇太阳寒水加临多表现出"水寒土湿木郁"之象，表现在红外热像图的普遍特征：督脉红外轨迹无显示；胆经、三焦经、肝经、肾经、膀胱经循经处皮温低。补益艮土，宜温养下元、温振生发之气，治疗方法选择：火象之灸法（关元）、木象之贴敷疗法（膀胱经背俞穴）、土象之坤土建中疗法。

③"肝燥且郁"之艮寅启土格局

逢客气为阳明燥金，形成"肝燥且郁"的艮寅启土格局。客气阳明燥金，主气厥阴风木，燥伤阴，风耗血，肝体阴而用阳，内寄相火，阴不足则气无所依，生发无源致"血亏气虚而郁"，艮寅启土枢转无权。补益艮土，宜养阴润燥，补血和气，治疗方法选择：水象之当归穴位注射（三阴交、肝俞、太溪）、金中水象之蜡疗。

（2）巽土主事

①"肺肾失交，心脾两虚"之巽土格局

逢司天或客气为少阴君火、少阳相火，形成"肺肾失交，心脾两虚"的巽土格局。经甲午年五、六之气影响，阳气"烦劳而张"致"精绝"。立夏节气处于"巽巳启土"主事阶段，于巽辰承土中枢转"木、火"，逢乙未年二之气客气少阴君火，而大运金不及，故风火相扇而无所制，苍天之气清净受损，肃降不及，受纳乏源，肾水下涸，阳气由此更加烦劳而张，临床表现多样，例如，九窍因而"溃溃乎若坏都"：眼内眦痒、刺痛，耳鸣，口腔溃疡、唇炎，甚者出现嗅觉及味觉减弱；皮肤病：面部出疹、痒而发热，以每日午后至晚上明显。素体精亏之人，肾水不能上济心火，再逢乙未年客气少阴君火，君火不藏则相火亦泄，是以中清而上热。治疗方法选择：金中水象之蜡疗、土象之坤土建中疗法、金象之放血疗法（耳尖、关冲）。

②"心肾阳虚，太阳开机不利"之巽土格局

逢司天或客气为太阳寒水，形成"心肾阳虚，太阳开机不利"的巽土格局。癸巳年二之气，客气太阳寒水加临，巽巳启土枢机不利，阳不生、阴不长，红外热像图呈现"跳跃式经络感应"现象，补益巽土，宜散寒除湿，治疗方法选择：木中火象之平衡罐法（背部督脉及膀胱经）、土象之坤土建中疗法。

（3）坤土主事

①"湿困土壅"之坤未承土格局

逢客气为太阴湿土，形成"湿困土壅"的坤未承土格局。甲午年四之气前期，此时尚未立秋，正值坤未之土（禀赋火升明之体用）主事阶段，而主气、客气皆为太阴湿土，且中运土太过，皆致土之阴敦实，故提前形成坤申之土格局，即所谓"非时之气、未至而至"。湿困土壅，阴不运、阳不升、相火不伏，因而致"否"：患者多诉乏力、四肢困重。《素问·太阴阳明论》云："帝曰：脾病而四肢不用何也？岐伯曰：四肢皆禀气于胃，而不得至经，必因于脾，乃得禀也。今脾病不能为胃行其津液，四肢不得禀水谷气，气日以衰，脉道不利，筋骨肌肉，皆无气以生，故不用焉。"土本可伏火，今土壅而格拒火于上，煎灼肺之气阴，故口鼻干燥、咳嗽、痰黄难咯、气短乏力、胸闷，而相火不藏，下元失煦故下肢畏寒。土壅木郁，与浮游之火相扇，故手足心热、胃脘至胸骨后灼热不适、胁肋部胀痛等。补益坤土，宜健脾化湿，治疗方法选择：土象之坤土建中疗法。

② "肝肺失和" 之坤申启土格局

逢客气为厥阴风木，形成 "肝肺失和" 的坤申启土格局。壬辰年四之气逢客气厥阴风木，临床多见 "木郁发之" 的气运特点，导致出现一类特殊的红外热像图：躯干部左右经气失衡。这种经气左右失衡之象正是天地气交升降失常感应于人体导致肝肺失和的表现，故本应于坤未承土中枢转火金之气的坤申启土，受风木升发非时之气影响而枢转不利，治疗方法选择：土象之背俞指针疗法（肺俞、肝俞、脾俞、胃俞），以调达任督，调和肝肺、脾胃枢机。

③ "焦土" "肺肾失交" 之坤申启土格局

逢客气为阳明燥金或少阴君火、少阳相火，形成 "焦土" "肺肾失交" 的坤申启土格局。坤土主事则阴充盛，肺行肃降之用，承坤未之土性于坤申之土中以枢转火金之气，行 "从革" 之令。乙未年四之气客气为少阳相火，易致肺金肃降之用受损、肾难行收纳之功，使上半年浮游于外之精血阳气不得内敛，而脾阴不足或为焦土。故治疗应以滋养肝肾、健脾补肺、清泄相火为原则制定方案，可选金中水象之蜡疗，必要时配合金象之放血疗法。

（4）乾土主事

① "下元失摄，阴火外达，阳明阖机不利" 之乾土格局

逢客气为厥阴风木、少阴君火、少阳相火，形成 "下元失摄，阴火外达，阳明阖机不利" 的乾土格局。壬辰年五之气，客气少阴君火加临表现为 "火气来复" 的气运特点；甲午年五之气，客气少阳相火加临而致 "秋行夏令"，天气炎热，耗气伤阴，"火刑肺金" 致肃降不及，肺肾失交，碍精血阳气内敛。本应承载金坚成之体用的乾戌承土及开启肾水封藏之性的乾亥启土，皆受火热非时之气影响而枢转不利，治疗以补益肝肾，交通心肾、肺肾为原则，治疗方法选择：金中水象之蜡疗、水象之古琴音韵身心疗法（羽音：高山流水；商音：阳关

三叠）。

②"上燥、中清、木郁、下寒"之乾土格局

逢客气为阳明燥金，形成"上燥、中清、木郁、下寒"的乾土格局。乙未年五之气，客气、主气皆为阳明燥金，燥气横行，肝血、脾阴、肺阴皆为其所伤，致"精绝"，使"乾戌承土"的肃降坚成不及，进而影响"乾亥启土"格局的开启，同时，燥令行事，肝气不舒，生气欠振，木不疏土，水湿下流。故临床常见："上燥"则头痛（颠顶部及前额多见）、眼涩、口干、口疮、心烦；"中清下寒"则脘腹胀满、便溏或排便不畅、下肢水肿、小便不利；"木郁"则情志不畅、胁痛、肩背痛等。红外热像图示：肺部明显偏高热态分布；双侧胁肋部肝经循经处经气郁滞明显；胃脘部及下腹部偏低湿热态分布。治疗以补益肺脾，养血疏肝为法，予金中水象之蜡疗、水象之穴位注射（用当归或丹参，穴位取肺俞、肝俞、肾俞、太溪、三阴交）。

4. 讨论

人体脏腑神机因天地之气立的变化而出现偏颇，致脾胃、肝肺、心肾、肺肾等枢机失和，呈现出各类病理性藏象。因而，临证着眼点在于调枢机，尤其重视脾胃枢机（中央）调衡，以和脏腑气血、阴阳、体用之神机。

"五行中的任何一行又皆有五行可分"，故任何一种中医外治疗法的五行象属性都既不是单一的，也不是固定不变的；红外热像图是一种"动态藏象"图，呈现的是当下的体质状态，其"典型共性"和"靶向影响"能够反映"病机"；用中医外治疗法"复合之象"，调衡人体病理性"复合之象"，即"以象补藏"。

中医外治疗法五行象属性的界定有待进一步规范，"以象补藏"的治疗机理仍有待进一步深入探讨。一对一的"以象补藏"调衡后可能造成新的不平衡，又或实现一对三的最终平衡效应。因此，临证中对人体病理性"复合之象"的标、本判断是治疗方案优化的关键。

三、基于对 GERD 酸碱反流中医病机的认识
探讨"客土移象"疗法的可行性

中国古代泥土疗法至少在公元前 3 世纪就已有记载，从春秋战国、秦汉时兴起，经隋、唐、宋、元朝的发展，到明、清时期的逐步完善，其建立过程大致经历了 2000 年左右的时间。中国古代泥土治病采用内服和外施两类方式，内服的制药方式包括水煮、水调、汤调、酒和等；外施的方法有洗、淋、浴、埋、敷、坐、卧、熨、涂等，广泛应用于风湿病、糖尿病、椎骨病、皮肤病、劳伤等方面的治疗。现代临床观察和实验研究证明，泥土疗法相对于临床常用的药物疗法和手术疗法有较明显的优势。我们前期应用坤土建中疗法治疗功能性消化不良取得明显效果，针对 GERD 的治疗，我们提出"客土移象"疗法，现探讨如下。

1. 胃食管反流病及其中医病机的认识

胃食管反流病（gastroesophageal reflux disease，GERD）是指由于食管下括约肌（low esophageal sphincter, LES）功能障碍引起胃内容物反流导致的一系列慢性炎症和食管黏膜损害。目前认识到 GERD 是由多种因素促成的上消化道动力障碍性疾病，其发病是抗反流机制下降和反流物对食管黏膜攻击作用的综合结果。据统计，在西方国家其发病率为 10%～30%，在亚洲地区发病率为 2.5%～7.2%，且呈不断上升的趋势。GERD 通常会影响人们的心理状态，引发焦虑、抑郁及严重的睡眠障碍，这些在西方国家已得到广泛证实。一般反酸、烧心、睡眠障碍、焦虑抑郁的发生均会降低人们的生活质量，导致患者反复就医，增加经济负担并造成医疗资源的浪费。目前的治疗尚无突破性的进展，西医主要针对质子泵抑制剂（PPI）等攻击因子作为主要的治疗靶点，但抑酸治疗并不能改变引起反流的低张力 LES 功能，不能恢复食管动力功能，停止治疗后，多数病例病情复发。

非酸反流的定义没有统一的说法，目前是基于反流物的 pH 值将其分为酸反流和非酸反流，pH=7 是弱酸反流和弱碱反流的分界点。

GERD 在中医古籍文献中没有明确的病名，临床常根据其典型症状命名，致使辨证分型种类繁多。如反酸、烧心、胸骨后疼痛、上腹痛、咽部异物感等症状表现，归属于中医学中"吐酸""呃逆""嘈杂""胸痹""梅核气""食管瘅"等范畴。

《胃食管反流病中医诊疗专家共识意见（2017）》指出本病的辨证可分为肝胃郁热证、胆热犯胃证、中虚气逆证、气郁痰阻证、瘀血阻络证、脾虚湿热证六型，并认为胃失和降、胃气上逆为胃食管反流病的基本病机，肝胆失于疏泄、脾失健运、胃失和降、肺失宣肃、胃气上逆，上犯食管，形成本病的一系列临床症状。本病病理因素有虚实两端：属实的病理因素为痰、热、湿、郁、气、瘀；属虚者责之于脾。本病病机特点：一为逆，二为热，三为郁。

近现代医家则多根据自己的临床经验和体会进行辨证施治。目前针对本病发病的中医机理，诊断多从脏腑辨证及八纲辨证入手，认为以脾胃为中心的多脏腑功能失调是导致 GRED 发生的重要原因：①肯定脾胃升降失和在本病发病中的重要地位；②认为本病病位在食管，属胃所主，胃气上逆是其病机关键，且这种气机上逆与肝、脾关系密切，涉及肺、肾诸脏；③脏腑气机失衡，致痰、热（火）、瘀等不同病理产物郁滞发病；④疾病过程中存在着病机虚实转化，表现为实证、虚证、虚实夹杂等。

我们基于十余年临床应用背俞指针疗法治疗大量 GERD 患者的临床实践，认为以脾胃为中心的气机升降失衡只是 GERD 的病机表象，而不是其病机之本质。我们认为脾胃升降失衡根本原因主要为任督二脉经气不充，两脉经气升降交会失衡、运行失常，并提出任督二脉交会失衡是 GERD 发病的经络病机。体质是脏腑、经络、阴阳、气血等盛衰偏颇形成的素体特征，对某些病因或疾病类型有倾向性和易感性。

五运六气以"同者盛之，异者衰之"的方式影响人体体质，导致其罹患某类疾病并影响其病势。在应用五运六气及红外热成像检测技术对GERD患者的观察研究中，我们注意到不同气象因素形成的运气格局与人体经络脏腑存在"病理性定位"关系。我们认为五运六气叠加于人体产生特定的经络脏腑靶向效应，引起脏腑气交（肝肺、心肾、肺肾、脾胃枢机）失衡，最终导致任督二脉交会失衡，并直接影响GERD发病的中医证型、病势、转归等。因此，我们提出GERD"运气—体质—经络脏腑"病机之本质，指导相同运气格局下的"异病同治"及不同运气格局下的"同病异治"，为GERD预测预防提供依据，并为寻求难治性GERD防治措施拓展新思路。

2. 从脾胃土之土性思考，病起于过用，提出碱反流病机乃"重强"

（1）酸、碱性土壤

酸性土壤一般颜色较深，多为黑褐色，土壤质地疏松，透气透水性强。

而碱性土壤颜色多呈白、黄等浅色，有些盐碱地区，土表经常有一层白粉状的碱性物质，其质地坚硬，容易板结成块，通气透水性差。

酸性土壤广泛分布于我国热带、亚热带地区，此处气温高、雨量大，这种高温多雨、湿热同季的特点，使土壤的风化和成土作用均甚强烈，生物物质的循环十分迅速。盐基高度不饱和，pH值一般在4.5 ~ 6。

我国盐碱土分布区分为滨海盐渍区、黄淮海平原盐渍区、荒漠及荒漠草原盐渍区、草原盐渍区四个大类型。盐碱地是盐类集积的一个种类，指土壤所含的盐分影响作物正常生长，我国碱土和碱化土壤的形成，大部分与土壤中碳酸盐的累积有关，严重的盐碱土壤地区植物几乎不能生存。

各种盐碱土都是在一定的自然条件下形成的，在我国东北、西北、华北的干旱、半干旱地区，降水量小，蒸发量大，溶解在水中的盐分容易在土壤表层积聚。夏季雨水多而集中，大量可溶性盐随水渗到下层或流走，这就是"脱盐"季节；春季地表水分蒸发强烈，地下水中的盐分随毛管水上升而聚集在土壤表层，这是主要的"返盐"季节。东北、华北、半干旱地区的盐碱土有明显的"脱盐""返盐"季节，而西北地区，由于降水量很少，土壤盐分的季节性变化不明显，如新疆克拉玛依附近的白碱滩。白碱滩区属典型的大陆性荒漠气候，干燥、多风、温差大，年平均气温为 8.4℃，历年极端高温达 48.6℃，极端低温 -44.5℃。年平均降水量为 169 毫米，蒸发量 2558 毫米。年平均大风（8 级以上）日数 72 天，无霜期 225 天。

（2）"重强"之病机

"重强"之病机，南方、西方不同。南方者，土湿，金为其所累，即东垣《脾胃论》所述：脾为至阴，亦为死阴，健运失职则阴湿下受。至而不至则"所生受病"，肺主诸气，气虚则陷，肺脾二者叠于下焦，曰"重强"。

"降水量小，蒸发量大"，即地气上为云多于天气降为雨，此乃金之"过用"。西方者，碱性土壤的分布方位为西部地区，而碱色白，此皆金象。金之用太过，致金窒，而土为其所困，故通过"满灌"，使碱浮起（即起金用、缓其从革，土之困亦由此而解），则土方可种植。

南方者，五行为火，木火扇而人体血气散，故中清。若逢上燥，燥湿不得互济，则中清加重。

西方者，五行为金，木火伏而人体血气收，以温中，若逢上燥，则中燥加重。

（3）土—病相关

为了适应荒漠极端环境，胡杨变生出多种叶形。多种形态的叶片集中于同一株树上，且自下而上为线形→披针形→缺刻披针形→缺刻卵形→缺刻菱形→缺刻阔卵形→缺刻扇形，呈渐变状态（参见"胡杨篇")。

碱性土壤质地坚硬，易板结成块，且通气透水性差，严重的盐碱土壤地区植物几乎不能生存。由此我们提出，内镜下的黏膜病理变化与"土壤"环境相关，萎缩性胃炎、肠上皮化生、不典型增生等的发生与"土质"有相关性。

①慢性萎缩性胃炎内镜病理象相关

慢性萎缩性胃炎癌前病变是病理概念，通常是在黏膜萎缩的基础上伴发肠型肠上皮化生（IM）以及不典型增生（AH）或称异型增生。胃癌的发生发展是一个复杂的多阶段过程，目前认为肠型胃癌发展模式是：正常胃黏膜→浅表性胃炎→萎缩性胃炎→肠上皮化生→异型增生→胃癌。1978年WHO将慢性萎缩性胃炎列为胃癌的"癌前疾病"，或称为"癌前状态"，而在慢性萎缩性胃炎基础上出现的肠上皮化生和异型增生则是胃癌的"癌前病变"。

胃黏膜萎缩，主要表现为胃黏膜固有腺体数量减少甚至消失。而异型增生通常是在黏膜萎缩的基础上出现胃黏膜上皮和腺体的一类偏离正常分化，形态和机能上呈异型性表现的增生性病变。根据中医藏象理论，我们对慢性萎缩性胃炎癌前病变的病理表现作如下认识："腺体数量减少甚至消失"的病理象，对应于中医"精亏"；"增生"象属于中医阴阳属性之"阳"性，而异型增生是一种不正常的增生，当属"邪阳、邪热、邪火"范畴。故认为在"胃黏膜固有腺体数量减少甚至消失基础上出现异型增生"的现象，对应于中医"精亏、火旺"的病机。好比贫瘠的土壤（精亏、卑监之土）庄稼稀疏（黏膜萎缩），却杂草丛生（异型增生）。此外，胃癌前病变绝非一日而成，多为"久病"，而"久病入络""久病多虚"，因此土虚夹瘀贯穿其始终。临床上，慢性萎缩性胃炎癌前病变患者常见胃痛绵绵，形体消瘦，神疲乏力，心烦不寐，口干，大便干结，舌红少苔，脉细数或细涩，即是"精亏、火旺、血瘀"的典型表现。

②土—GERD 进展期酸碱反流相关

我们前期研究发现，广西地区胃食管反流阳性患者中混合性酸碱反流是最常见的类型，占 51.8%，其次是单纯酸反流，占 34.1%，单纯胆汁反流占 14.1%。我们认为广西地区 GERD 进展初期以酸反流为主（木火为邪），进而转为酸碱混合（肝肾精亏至一定阶段后，出现肺肾亏虚），最终发展为碱反流为主（五脏为燥邪所害）。

（4）GERD 酸碱反流病机推测及体质状态分析

GERD 酸反流：土湿、木火相扇、肾精亏。

GERD 碱反流：土燥、肺燥、肾精亏或尚未致（《素问·太阴阳明论》有"喉主天气，咽主地气"，肺、胃之燥，累及肾精）。

（5）治疗

如总论所述，自然及人体之脾土皆有三态，即：备化之土（常态之土）、卑监之土及敦阜之土（病态之土）。改善盐碱地有深耕、泡田、栽种耐盐植物等方法，而其中非常有趣的一种方法称为"客土"。客，为引入者、外来者。客土，即选择客土移培的方法，寻找优良的土壤来对盐碱地块进行改良，把优良的土壤铺到盐碱地中，厚度大约在二十厘米即可，目的是稀释原土壤中的碳酸盐成分。

如慢性萎缩性胃炎即卑监之土，基于其病机的治疗原则为：厚脾阴、养胃阴、清火热（阴火或相火）、化瘀血。在外治疗法的选择上，基于"以象补藏"的治疗理念，"客土"或可选用黑土进行治疗。

GERD 酸反流与碱反流病机不同，即土之"态"不同。由此，我们提出"客土移象"疗法，调试土壤 pH 值，以改善土之"态"，从而达到治疗 GERD 的目的。依据其 24 小时酸碱检测的 pH 值，应用相应调试后 pH 值的坤土包作用于其大腹部，实施以象补藏，以移其病象。

3. 小结

研究发现酸反流和胆汁等非酸反流引起的反流症状没有明显区别。我们基于以上对 GERD 酸碱反流中医病机的推测，提出以下观点：

（1）酸碱反流病机不同，即 GERD 酸反流：土湿、木火相扇、肾精亏；GERD 碱反流：土燥、肺燥、肾精亏或尚未致。

（2）酸碱反流应有地域性特点，对应于人体则是不同的"体质状态"。"重强"之病机，南方、西部不同。南方者，五行为火，木火扇而人体血气散，故中清。若逢上燥，燥湿不得互济，则中清加重。西方者，五行为金，木火伏而人体血气收，以温中，若逢上燥，则中燥加重。

（3）我们认为南方地区 GERD 进展初期以酸反流为主（木火为邪），进而转为酸碱混合（肝肾精亏至一定阶段后，出现肺肾亏虚），最终发展为碱反流为主（五脏为燥邪所害）。

（4）基于针对病机的认识，我们提出"客土移象"疗法以治疗 GERD。依据 GERD 患者 24 小时酸碱检测的 pH 值，调试土壤的 pH 值，应用相应调试后 pH 值的坤土包作用于患者大腹部，以象补藏，以移其病象。

（5）"客土移象"疗法，是基于"酸碱中和"的思考，体现了中医"中和"的平衡观。

四、以枢调枢"时枢调衡"观

随着全球环境的恶化，气候对健康的影响备受关注，针对疾病与气候的相关性研究也逐渐展开。气候变化指特定地域内的天气特征发生了持续时间较长的明显改变，既包括地区内的周期性改变，也包括世界范围内的变化。中医"天人相应"理论认为，人的生理、病理现象都受到自然规律的影响，《黄帝内经》中多个篇章，如藏气法时论、气交变大论、五常政大论、六元正纪大论等，皆论及不同气候影响下疾病发病特点。气候是影响病候的重要因素，"六淫"几乎都与气象有关，甚至引发诸如 SARS、禽流感、西非埃博拉出血热、甲流等多种疫病的流行，我们基于五运六气理论对 2014 甲午年五之气的登革热疫情进行了分析。

广东省 2014 年 10 月 16 日通报登革热疫情，10 月 15 日，该省报告新增登革热病例 1151 例。截至 10 月 16 日零时，今年该省共有 20 个地级市累计报告登革热病例 34920 例，其中广州 29415 例、佛山 2967 例。现症住院病例 2613 例，累计住院病例 13795 例，累计报告死亡病例 6 例，累计治愈出院病例 11176 例。

《黄帝内经》五运六气理论认为"候之所始，道之所生"，即自然界一切气候、物候、病候，万候皆来源于天象，并且都统一于天象。

根据五行属性，自然界动物可分为毛虫、羽虫、倮虫、介虫、鳞虫五类。白蚊伊蚊为羽虫，五行属火，但其飞行能力不强（约 100 米），其幼虫具有"嗜静"的特性，安静、阴凉的环境才适合产卵以及孑孓存活。可见，其性属"温性之火"而非"相火"。白蚊伊蚊叮咬高峰期在日出后两小时内及日落前两小时内，这一活动特征进一步证实其性属"温性之火"。

关于导致疾病发生的原因，《黄帝内经》提出"三虚"说。人虚，即人体抗病能力的不足，即"正气虚"；天虚，即自然变化节律的失常，即"非时之气"；而邪虚是否只是简单指致病原的侵犯？须知致病原无处不在，而疾病却并非时时发生。可见，邪虚即致病原生命运动方式的失和，而导致这种"失和"最根本的原因仍是"天虚"。

甲午年五之气主气为阳明燥金，逢客气少阳相火加临，乃"秋行夏令"。白蚊伊蚊之火性与其同气相求，但其"温"性却为相火"燔灼"之烈所害而出现肺肾亏虚，正所谓"相临君"，为逆！故白蚊伊蚊患病。人生于天地之中，当自我调节机制不良时即会患病，微生物同样也会因此患病。此即所谓"天虚"导致"邪虚"！正因如此，甲午年的登革热较往年更为严重。

然"邪虚"既归咎于相火，灾害发生最严重的地方就应当是南方，却为何不是更南边的海南，或南宁？我们认为或许是因为君火与相火所对应的地理位置不同。相火之地不是白蚁伊蚊生存繁衍的理想场所，而地理位置对应的卯酉方更适宜其居住，其性既属火自然选"卯"地，卯、辰处于东、东南方向，故广东灾害更甚。

人体脏腑神机因天地之气立的变化而出现偏颇，致脾胃、肝肺、心肾、肺肾等枢机失和，呈现出各类病理性藏象，因而，临证着眼点在于调枢机，则疾病生于枢机，亦止于枢机。基于此，我们提出时枢调衡之"以俞调枢""以枢调枢"为治疗大法，采用脏腑辨证与六经辨病为"经纬"相结合，以"四象脾土"为基石，参五运六气，遣用经方、时方内服，并联合背俞指针疗法、坤土建中疗法等五行藏象外治疗法，使机体恢复到"气归于权衡"的状态。

1. 时补防治，以时调衡的"时枢"观

本书第一章第三节中解释神，是以"律"的方式感应万物，其中，时节律就是一种非常重要的律。

（1）时补防治，以时调衡

气应时而变，象应时而迁。人体经络经气法时而变，一日十二时辰气血流注有常，一月中气血盈亏有时，四时中阴阳转化有节，年运更替、六气加临都会影响人体气血阴阳平衡，故《素问·八正神明论》曰："泻必用方，方者，以气方盛也。以月方满也，以日方温也，以身方定也……补必用员，员者行也，行者移也。"《素问·藏气法时论》指出受阴阳消长的影响，在一日、一年中疾病表现为轻重缓急的时间规律为："心病者，愈在戊己，戊己不愈，加于壬癸，壬癸不死，持于甲乙，起于丙丁。心病者，日中慧，夜半甚，平旦静。"《灵枢·顺气一日分为四时》云："朝则人气始生，病气衰，故旦慧；日中人气长，长则胜邪，故安；夕则人气始衰，邪气始生，故加；夜半人气入脏，邪气独居于身，故甚也。"《黄帝内经》在明确提出外治施治应遵循"法天则地，合以天光"原则的同时，又指出"天忌不可不知"。以针刺为例，"天寒无刺，天温无疑，月生无泻，月满无补，月郭空无治……月生而泻，是谓脏虚；月满而补，血气扬溢，络有留血，命曰重实；月郭空而治，是谓乱经"。后人在这一系列认识的基础上日臻完善了"时补"理论，即中医时间医学、择时治疗等借天时以行补泻的法要，并应用于临床实践中，认为可以事半而功倍，如：子午流注及灵龟八法开穴法、《伤寒论》六经病欲解时、三伏及三九治疗、时令膏方、二十四节气养生等。

（2）"时枢"观

《说文解字》云："节，竹约也，约，缠束也。"节为相互连接处，即具"承"的作用；竹子或草木茎的分枝长叶处，如节外生枝，故具"分化"之象；《疏》："节者，制度之名，节止之意，制事有节，其道乃亨。"节为制约之意。可见，节者，载两两相系相承之用，备氤氲出新之德，且制事有度。有承有启，即为"枢"，故节为枢也。

《文子·守弱》云："形者，生之舍也。气者，生之元也。"气为生之元，其升降周流，呈"象"之不同，即《黄帝内经》所谓"气有多少，异用也"。

由此可知，节气者，一节承接且主制一气（候），于人则应一藏（象）。

《黄帝内经》认为"肺主治节"，何以独肺主"治节"？五脏者，心、肝皆体阴用阳，或温煦或疏泄，赖阴血以养之；肾司开合，肝之疏泄启其闭，肺之肃降助其阖；脾之升清、胃之降浊，相辅为用；独肺也，宣发、肃降集于一身。肺于平旦，承启天地阴阳转化，通过肺气鼓荡，立人体百脉之治节，其有承有启，即为"枢"。因此，肺自成枢机。

综上所述，节者，为枢，"承载、出新（分化）、制度"也；气者，生之元，而成候、有象。故节气，一节承接且主制一气（候）、于人则应一藏（象）。节气为一年更替之"时枢"，肺为其所对应之"脏腑枢"，四维之气各有五行之偏，不同时枢分化生成之五行偏颇不同，由此，四时更替。在本书"枢机，中央之用"篇中，我们也曾指出，"枢机"蕴意"用"与"时"之结合。基于此，我们提出"时枢"观。

2. 时枢调衡之"以枢调枢"，四象脾土时枢治疗

湿为天地氤氲之气，土备厚德载物之性，而脾胃为人体后天生化、补益、强基之本，其气厚性顺，禀湿润溽蒸之体，承载四时生长收藏之政令德施，化修丰满四脏，故曰其"不得独主于时也"，各十八日寄治于四季之末，在四时六气更替中发挥启承枢转之用。多年来我们应用红外热成像检测技术观察到：四时六气中脾胃枢机主令阶段平和性红外热像图出现概率会明显增加，而病变经络的失衡状态在此阶段也会得到一定的纠正而趋向相对平衡。可见，"四季末—十八日"之脾胃土主事阶段即调理脾胃之"最佳时机"，借此时机，根据不同阶段脾胃土的气血阴阳状态施以相应调衡，顺时而和中以强基固本。故在李东垣"四时生四脏"基础上我们提出"四象脾土六气调神论"，依据每年气、运变化下的四时脾主令之特性，结合红外热像图即时给予相应干预措施，调整脾土枢机的失衡之象，以调人体肝肺、心肾、肺肾等枢机，和脏腑气血、阴阳、体用之神机。进而我们提出四象脾土"时枢"治疗理念，包括一年季月之末十八日、一日之丑辰未戌时辰。一年季月之末十八日的时枢调衡已在本书中多个篇章述及，故本文重点阐述一日之丑辰未戌时针对脾土不同病态（卑监之态、敦阜之态）的欲解、欲剧时。

《灵枢·卫气行》云："日有十二辰……子午为经，卯酉为纬。"一日分四时，寅、卯、辰时对应春三月，巳、午、未时对应夏三月，申、酉、戌时对应秋三月，亥、子、丑时对应冬三月。本书"三阴三阳篇"中，提出古人重视"欲解时"，或因为欲解时以脾胃土枢相系，故借这一"时枢"进行调衡，即是以枢（脾胃土）调枢（开阖枢）。

（1）欲解时与欲剧时

需要指出的是，"凡病欲解之时，必从其经气之王"，欲解时为"经气之王时"，而三阴三阳各有太过不及。因此，对三阴三阳的不及状态是补益，但对其太过状态而言则为"欲剧时"。如亥子丑为太阴病欲解时，太阴主湿而恶湿，太阴之阴不及可于此时得"时补"之助，而太阴太过者逢此阴盛之时则为病，故《伤寒论》有"太阴之为病，腹满而吐，食不下，自利益甚，时腹自痛，若下之，必胸下结硬"，仲景立理中汤一法。

戌时在阳明病欲解时中，此时阴渐充盛而阳有所依，则得以由外入于内，对应于乾土；丑在太阴、少阴及厥阴病欲解时中，此时，天地阴气盛，对应于艮土，涵金水之性。故丑、戌之时是脾土卑监之态的欲解时，阴亏焦灼之象于其时得缓。辰在少阳病欲解时中，相火主事；未在太阳病欲解时中，天地阳气升发敷布至极。故辰、未之时是脾土敦阜之态的欲解时，寒湿之困于其时得解。

《伤寒论》中并无"欲剧时"之说，刘力红认为与欲解时相对、相冲、相反之时为欲剧时，可知，丑、戌阴盛之时脾土敦阜之态更甚，而辰、未阳盛之时脾土卑监之态益加。

（2）脾土调枢药

笔者临床应用经方，酌加"脾土调枢药"，并在相应欲解时或欲剧时服用。如艮寅启土主事，枢转水木之气，少阳相火、厥阴风木皆为初生之阳，最忌寒抑，若此时逢司天或客气为太阳寒水，素体阳虚之人多表现出"水寒土湿木郁"之象。故补益艮土，宜温中健脾、暖肝肾、条达生发之气，仲景经方可选用清酒三两煮当归四逆汤加脾土调枢药：吴茱萸、肉桂、益智仁、干姜等。服药时间选为晚上丑时欲剧时及早上辰时欲解时各一次。

3.时枢调衡之"以俞调枢"，背俞指针时枢治疗

我们通过对《灵枢·营卫生会》及《素问·金匮真言论》的解读，

认识到：平旦，"太阳"开、"治节"立，十二经脉因之而律动；开"太阳"，建人体"平旦"之律，此律一建，人身百脉之"治节"皆立。

我们认为：临床中针对多脏腑枢机失衡相关疾病，通过"开太阳"以解郁（即四维与中央之郁），可复督升任降，达到"以俞调枢"之目的。"以俞调枢"，即是通过开太阳建立人体平旦之律。因此，我们认为"以俞调枢"乃"开太阳"之法，对营卫失和、尤其节律失和病之防治具有积极意义。

五、坤土建中三伏治疗及乾土建中三九治疗

三伏、三九治疗是极具传统特色的治疗项目，近年来，随着社会对中医药文化技术需求的日益增高，三伏、三九治疗在医疗机构得到普遍应用。然而，由于对其认识角度不一，三伏、三九治疗缺乏规范和科学的内涵，且治疗手段单一，在很大程度上影响了疗效，并造成一定程度的社会负面作用。我们从事中医治未病工作以来，一直致力于发掘传统中医技术，并加以创新应用，提出"坤土建中三伏治疗"及"乾土建中三九治疗"，经多年实践，取得较为显著的疗效，现就此观点及其应用提出以下分析和探讨。

（一）坤土建中三伏治疗的构建及其应用探讨

1."三伏"释义

三伏是指初伏、中伏、末伏三个庚日，具体时间按我国古代干支法进行推算，以农历二十四节气夏至后的第三个庚日为初伏，第四个庚日为中伏，立秋后第一个庚日为末伏。三伏处于农历二十四节气小暑至处暑间，包含长夏阶段、立秋节气。

（1）"伏"之释义

《广韵》："伏，匿藏也。"《说文解字》："伏，司也。"李东垣《脾胃论》载："三伏之义，为庚金受囚也。"何义？一年中春、夏、长夏、

秋、冬应五行木、火、土、金、水，冬去春来，自春而夏，由秋至冬，皆"相生"循环。时值立秋，肺金主事，行肃降之用，由此上半年天地生发生长的木火之气得以敛降入土。而由夏到秋则不然，时值长夏，浮游于外之火燔灼炎上之势虽减仍盛，刑伐肺金，伤其体害其用，金畏之，故伏而伺机以待，犹"金受困伏而不出"之象，因而言"囚"也。伏之象形释义："猎手带着猎狗，趴卧隐蔽，伺机出击猎物。"《康熙字典》："《释名》曰：伏者，金气伏藏之日也，金畏火，故三伏皆庚，四气代谢皆以相生，至立秋以金代火，故庚日必伏。"可知，庚日即肺金所伺之机也。

（2）"庚日"释义

三伏取"庚"，象形释义："逆风扬箕，筛去谷物、粮食中的碎屑或糙壳。"即祛麸留实之意。庚者，其数七。七，《说文解字》："阳之正也。从一，微阴从中邪出也。"而"阴气庚万物"，《释名·释天》："庚，犹更也。"庚之言更，万物皆肃然更改也，即进行质变的阶段。可见，庚于天地气机之升降浮沉、于自然万物之生长化收藏、于人体五脏之承启循环均至关重要。而三伏治疗取夏至、立秋后之庚日，亦有其深意。

①万物之"庚（更）变"赖"阴气"以成

《史记·律书》有"庚者，言阴气庚万物"，即万物发生"庚（更）变"须赖"阴气"以成。土之体用，《素问·阴阳应象大论》有"中央生湿，湿生土"，"湿"乃土所仰长，无湿不成土。三伏阶段在夏至后、在长夏间，夏至一阴生，长夏五行为土，土于此时得天地氤氲之气濡养最厚，坤之阴渐满，足以备"庚万物"之用。

②三伏取夏至后之庚日

由表1-2可知，每季初月之"中气"行亢害承制之用。如巳月本气丙火、中气庚金，即言火得肺清肃之力以制衡则不至亢而为害。如2015乙未年大运金不及，二之气主气、客气皆为少阴君火，火炎上而无制。临床多见"肺肾失交、心脾两虚"所致口腔溃疡、耳鸣、头痛、面部烘热、心烦、失眠等症状。

每季第二月为相同五行的阴、阳干。卯、午、酉、子为四正位，其气纯，主事的木、火、金、水四行之气最旺。《说文解字》有"午，五月，阴气午逆阳，冒地而出"，即指农历五月，天地火热之性最盛，阴气始长。"逆"，迎也，此时阴气上出于地而后渐持衡于阳气。二十四节气之夏至即在此月，夏至为天地阴阳更替交接之时，夏至后阴气渐涨，而火势仍张，故此时更需借庚金以承制，则火不至亢而为害。

③三伏取立秋后之庚日

《素问·六元正纪大论》有"阳明所至为司杀府，为庚苍"，即万物得春夏风木生发之苍化，于此时遇金气而"庚（更）变"。此时，若阳明失司则木火为害。如2012壬辰年四之气，客气厥阴风木，"木郁发之"，人体红外热像图表现为经气左右失衡，临床中出现"肝肺、肝胃失和"所致血压波动、胃食管反流、失眠等症状。

此外，立秋处于长夏期间，长夏于五行中应"土"，取立秋后之庚日，亦是"庚"序承"己"，以助益敛降之势。

2. 三伏治疗之要义

三伏处夏秋更替阶段，赖阴气（地坤之阴）以庚万物，借阳明（天乾之健）以用从革，由此，春夏生长之势得以"伏"于土。然三伏期间多湿、热为患，湿困土壅、土不伏火，或火刑于肺、庚金受囚。故三伏治疗的关键在于：健中焦，复其"转枢"之用；救庚金，复其"从革"之用。

（1）三伏治疗，健中焦，复其"转枢"之用

三伏阶段于一年中气温最高，气候潮湿，五行家称"伏"为"长夏"，且于五行中应"土"。《素问·藏气法时论》云："脾主长夏。"王冰注："长夏者，六月也。土生于火，长在夏中，既长而旺，故云长

夏也。"即长夏有两层深意，夏之长（cháng）者，在夏秋之间，此阶段承夏季炎炎火气，开启火生土之格局，以长（zhǎng）养土气，故三伏应"土"。

此阶段人体脾胃易为湿所困，《黄帝内经》云："至而不至，是为不及。"脾为至阴，亦为死阴，健运不行则阴湿下受。至而不至则"所生受病"，肺主诸气，气虚则陷，肺脾二者叠于下焦，曰"重强"（《难经》有"重，脏气重叠；强，气不和顺"，即东垣《脾胃论》"阳气不足，阴气有余"之病机）。阴阳不在其位则为邪，阳争于上、阴流于下，阴阳错综则胜复之变自此而起，人体脏腑气机失衡、气交逆乱，即《黄帝内经》所谓"至而不至，是为不及，所胜妄行，所生受病，所不胜乘之也"。故三伏期间，治疗应基于"脾胃"为中心以调衡五脏。

故三伏治疗，健中焦，复其"转枢"之用，此一也。

（2）三伏治疗，救庚金，复其"从革"之用

《黄帝内经》明确提出了外治施治应遵循"法天则地，合以天光"的原则，后人在这一认识的基础上日臻完善了"时补"理论，即中医时间医学、择时治疗等借天时以行补泻的法要，并将其应用在临床实践中，认为可以事半而功倍，具体应用包括：五运六气理论、子午流注及灵龟八法开穴法、《伤寒论》六经病欲解时、三伏及三九治疗、时令膏方、二十四节气养生等。

天地之气交更替即五日为候，三候为气，六气为时，四时为岁。而敛更于庚，故其间的每一庚日或许又为一小的更变，而若候、气、时、岁之交接日为庚日，则其变或许更甚。立秋后，肺金方才主事，而此前之长夏，湿、热为患，庚金受因。如前所述，万物之"庚（更）变"赖"阴气"以成，取夏至后之庚日实为行亢害承制之用，而取立秋后之庚日以助益敛降之势。因此，三伏取"庚"，实为借"天时"以救肺金、复其"从革"之用也。

故三伏治疗，救庚金，复其"从革"之用，此二也。

3．"坤土建中三伏治疗"理论构建

三伏阶段，承夏季炎炎火气，开启火生土之格局，以长（zhǎng）养土气。此时，人体能否借助天时（庚日）沉降之力使精血阳气"伏"于土以长养土（脾胃），实取决于土（脾胃）之状态。

三伏期间，天地阴阳更变与人体气机的升降浮沉皆应于"坤"象，故治疗宜应此象而施以"调坤、扶坤、复坤"之术。故笔者及其团队在多年临床思考应用中提出"坤土建中三伏治疗"理论观点，并应用于三伏期间各类偏颇体质状态人群治疗方案的制定。

（1）三伏治疗本"土"化，脾胃为枢

人之脾土有三态，即：备化之土（常态之土）、卑监之土及敦阜之土（病态之土）。如前文所述，三伏阶段多湿、热为患，湿困土壅、土不伏火，或火刑于肺、庚金受囚，肺胃失润，累及脾土。此时，人体能否借助天时（庚日）沉降之力使精血阳气"伏"于土以长养土（脾胃），实取决于土（脾胃）之状态。故三伏期间，治疗应以"脾胃"为枢。

（2）本位气，三象皆应"坤"

《医原》云："坤为地，坤之左为震之雷火、巽之风火、离之正火，是火出地下也，而非火也，乃火之阳气下降于地也；若阳降于地，而气运之不周，则赤卤不毛，而地象变矣。然论卦象犹虚也，请实征诸时。试观一岁之间，夏至以后，酷暑炎蒸，若非阴气潜生，大雨时行，则大地皆成灰烬矣。"三伏阶段，天地阴阳与人体气机之升降浮沉皆应于"坤"象，故治疗须应此象而施以调坤、扶坤、复坤之术。

（3）"坤土建中三伏治疗"定义

三伏期间天地阴阳与人体气机之升降浮沉皆应于"坤"象，基于对人体五脏枢机状态失和的分析，选用相应调坤、扶坤、复坤之术（如藏象五行疗法）对脾土枢机进行干预调节，以健中焦、救庚金、调枢机，复脾胃"转枢"及肺金"从革"之用，达到借助天时（庚日）沉降之力，使精血阳气"伏"于土中以长养脾胃，生五脏之目的。

4.坤土建中三伏治疗应用举隅

三伏之每一伏都有其特殊的气运特点及相应脾胃土之状态。立夏后巽巳之土开启君火、相火温煦之性，"阴气内化，阳气外荣"，而后其末一十八日之土（即：坤未之土）禀赋火升明之体用；立秋后坤申之土开启肺金肃降之性，"阳气随，阴治化"，而后其末一十八日之土（即：乾戌之土）承载金坚成之体用。由此可知，三伏阶段的中伏处于坤未之土主事阶段，末伏处于坤申之土主事阶段，而初伏则处于立夏后巽巳之土开启的"君火、相火温煦"格局中。此外，初伏在五运六气的三之气阶段，而中伏、末伏则处于四之气阶段。

可见，三伏期间中医外治方案的制定及相应药物的选配必须切合以上不同阶段时气特点及相应脾胃土之状态，依据"脏气法时，应时而调"的原则序贯进行调整，如此才能顺应自然天地"启而承之，再承而启之"的规律调和人体五脏，以生肝、心、肺、肾之神机。

2015年三伏期间，我们针对临床常见的偏颇体质状态进行坤土建中三伏治疗，疗效显著，现具体介绍如下。

（1）治疗方法

三伏治疗方法不应局限于贴敷治疗、灸法等技术，中药内服、药膳、五音疗法及导引术皆可供选择。唐·孙思邈《备急千金要方》最早记载了三伏期间服药疗疾："增损肾沥汤，治大虚不足，小便数，嘘吸焦烯引饮，膀胱满急。每年三伏中常服此三剂，于方中商量用之。"三伏治疗具体方案的制定及药物的选配应以时气特点下不同体质状态人群的五行偏颇情况为依据。

基于对藏象理论"以象测藏""取象比类"及"五行制化"的认识，我们提出"以象补藏"的观点，以"五行互藏"理论为指导，对中医外治疗法的五行"象"属性（金、木、水、火、土）进行归纳、整理，形成了五行藏象系列疗法，如坤土建中疗法、背俞指针疗法、中央导引等治疗方法。针对四时六气脾胃枢机主事阶段不同体质状态人群的五行偏颇，依据"五行之人应五象疗法"的原则，施以藏象五行疗法，通过"以象补藏"进行亢害承制，补以不足之脏所应之象，使郁滞之气得以和合，使壅滞之五行恢复循环，协助病态下的枢机完成枢转，实现气交。我们认为这一治疗理念体现了中医科学的临床思维，符合"天人合一、择时而治"的治疗原则。

（2）适宜人群

中医养生及治疗重视"天人相应"，三伏期间庚金受囚的气运格局对每个人都有影响，只是因为体质不同而表现各异。因此，三伏治疗从理论上说对各年龄阶段及各类偏颇体质状态人群都适宜。2015乙未年，大运金不及，司天之气为太阴湿土，在泉之气为太阳寒水，初伏阶段加临客气为太阴湿土，中伏、末伏阶段加临的客气为少阳相火，故对阳虚痰湿型、肺肾亏虚型及肝肾精亏型三类体质状态人群影响最大。

①素体阳虚痰湿型体质人群

"冬病"是指冬季易于发病或加重的阴寒之邪或兼夹其他致病因素协同致病形成伏邪宿根的、导致经气脉络受阻的、反复迁延发作后导致阳虚或阳气不足的一系列相关病证。2015年大运金不及，初伏阶段客气太阴湿土，阳虚痰湿型体质人群于此时易为湿邪所害，须借相应治疗以温运中焦、扶助命门真元，增强人体正气、改善体质。中伏、末伏阶段，客气为少阳相火，外之相火燔灼，内之寒湿愈盛，故此时当以扶助中气为原则，以土伏火、再以此火长养中土。

②素体肺肾亏虚人群

李东垣《脾胃论》云："阳气不足，阴气有余。"初伏阶段，湿蕴土壅，脾为至阴，亦为死阴，健运不行则阴湿下受。至而不至则"所生受病"，肺主诸气，气虚则陷，肺脾二者叠于下焦，曰"重强"。重强之下，阴火蜂起。

人体之上焦，禀"清净"之德，行"肃降"之用，施"雾露之溉"，最忌"燔灼之气"。中伏、末伏阶段，客气为少阳相火，易致肺金肃降之用受损、肾难行收纳之功，上半年浮游于外之精血阳气不得内敛，而脾阴不足或为焦土。

故素体肺肾亏虚者于此初、中、末三伏阶段均易出现：目中溜火、耳鸣、口腔溃疡、身疹、肤痒、血压波动、胃痞、反酸、烧心、周身或四肢发热、乏力、气短等症状。

③素体肝肾精亏人群

脾胃为后天之本，气血生化之源，而肺亦为后天之本，是通过行"气血肃降"之用以资先天。中伏、末伏阶段，客气为少阳相火，煎灼人体肝肾精血，则来年再逢生发之时，则气无所依，"春令"无从而来，自此万化俱失。故素体精亏之人在此三伏阶段更因重视扶助脾肺以养肝肾。

（3）治疗方案

初伏处于立夏后巽巳之土开启的"君火、相火温煦"格局中，此阶段加临的客气为太阴湿土，故治疗以健运脾胃为原则。坤土建中疗法为首选，阳虚痰湿型体质人群同时配合穴位贴敷疗法；肺肾亏虚者可选用蜡疗与坤土建中疗法相结合，健脾、补肺纳肾，同时配合背俞指针疗法调气机升降以和枢机。中药经方以半夏泻心汤加减，时方多选用调中益气汤或补脾胃泻阴火升阳汤加减。

中伏处于坤未之土主事阶段，末伏处于坤申之土主事阶段，此阶段加临的客气为少阳相火，故治疗应以滋养肝肾、健脾补肺、清泄相火为原则制定方案。阳虚痰湿型体质人群于此时健运脾胃为主，可选坤土建中疗法；肝肾精亏及肺肾亏虚者可选蜡疗、穴位埋线、穴位注射，必要时配合放血疗法。中药经方以小柴胡合当归芍药散加减。

5.讨论

三伏处夏秋更替阶段，赖阴气（地坤之阴）以庚万物，借阳明（天乾之健）以用从革，由此，春夏生长之势得以"伏"于土。然三伏期间多湿、热为患，湿困土壅、土不伏火，或火刑于肺、庚金受囚。故三伏治疗的关键在于：健中焦，复其"转枢"之用；救庚金，复其"从革"之用。

本文提出"坤土建中三伏治疗"，即是在三伏期间基于对人体五脏枢机状态失和的分析，选用相应调坤、扶坤、复坤之术（如藏象五行疗法）对脾土枢机进行干预调节，以健中焦、救庚金、调枢机，复脾胃"转枢"及肺金"从革"之用，达到借助天时（庚日）沉降之力，使精血阳气"伏"于土中以长养脾胃，生五脏之目的。这一理论方法的构建是基于《黄帝内经》五运六气、五行藏象、天人合一等中医科学思维的指导，依据"脏气法时，应时而调"的原则，重视后天脾胃枢机和四时调五脏，赋予三伏治疗更加科学的内涵，在中医治未病实践中具有积极意义。

（二）乾土建中三九治疗在治未病干预中的理论构建及其应用探讨

1.三九取"九"，九，阳之变也

诚如三伏取"庚"，庚者，其数七，三九取"九"。九，《说文解字》："阳之变也。象其屈曲究尽之形。"

由十二消息卦可知，阴气生于午时盛阳之中，至亥而卦体属坤，阴气方纯。亥为全阴爻，即此时天地之阴最盛。此后"冬至一阳生"，故《荆楚岁时记》俗用冬至次日，数及九九八十一日为寒尽。九九消寒歌（一九二九不出手，三九四九冰上走，五九六九沿河看柳，七九河开，八九燕来，九九加一九，耕牛遍地走），描述了自然气候、物候随阳之生升而变。

三九阶段处于冬至、大寒节气中。自子之一阳初生，阴即渐消，当渐回暖，而小寒大寒阴霾反盛，此皆因阳复于下，逼阴乃上（即冬

至天道一阳初生后至大寒节地道一阳生升前的阶段，阳气处于"屈曲、究尽"之态）；大寒节（丑月），天地阴寒之气凝滞渐开、缠绕渐解，故万物得以"动用事"而有屈曲欲冒之态；大寒节地道阳气生升，温煦水土，水温则化，土暖则松，成艮丑承土开结破冰之象；水温、土暖，木气则得以疏达，方能破土而出，成就艮寅启土演化万物之功。

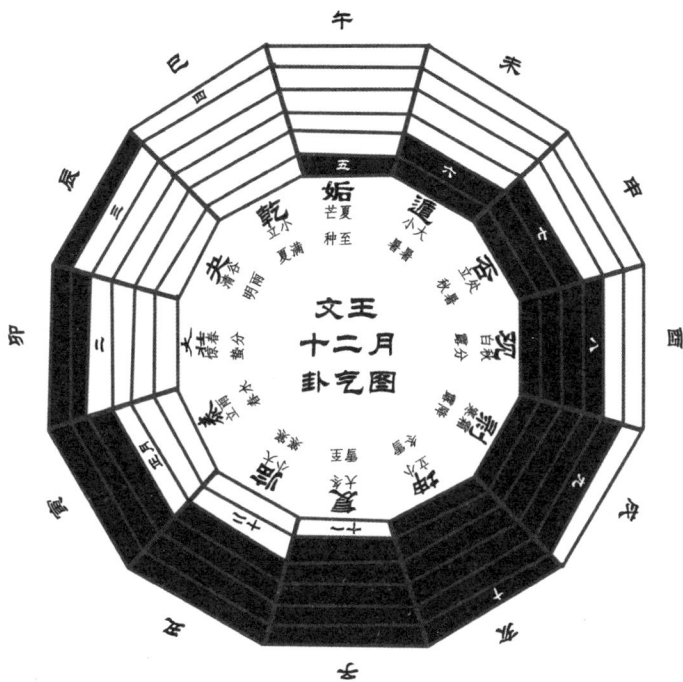

十二月卦气图

2. 阳变之前，乾元之健，阴中求阳

"九"为阳屈曲究尽之象，自冬至日始。然冬至阳变之前，天地之象于后天八卦中应"乾"卦。乾，三个阳爻，"健"也，对应于人体则为"元气"，于十二地支对应于戌、亥。

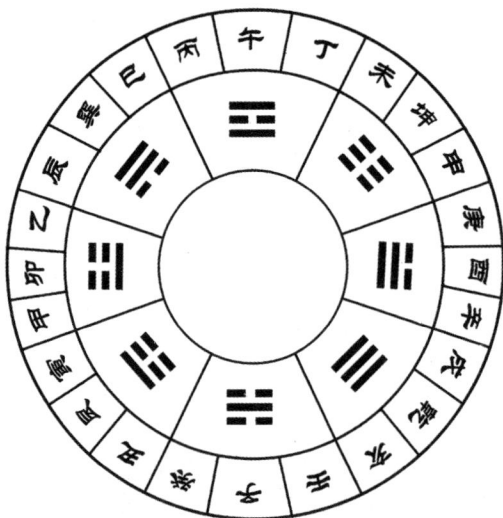

后天八卦与十二地支对应关系图

（1）乾元之健，生机不绝

戌，戊、一。五行中戊居中宫，土也；一者，一阳也，"戌"字从土中含一，阳下入地也。《淮南子·天文训》："戌者，灭也。"灭与威皆为"灭"，威从火戌，以威释戌：戌月，阳下入地也，地上之火死。此时，地上无火，生机败，万物皆竭，故《史记·律书》云："戌者言万物尽灭。"亥，《淮南子·天文训》解为"阂也"，门者，开阖之用；《说文解字》解为"荄也"；《尔雅·释草》解为"荄，根"，意指当此之时，能量闭藏于地下以养根。

后天八卦中乾卦临阴位（西北方），其时、位皆应阴之象，而《本义》："乾，健也。"即火灭于上，阴以主事，阴多凝滞，故须借乾阳之健，赖此太极阴地之鱼眼，则生机不绝！

（2）阴中求阳，乾元以健

《史记·律书》有"阴气庚万物"，即万物发生"庚（更）变"须赖"阴气"以成，故阳明欲行"阖机"之用，需借阴气以从庚。"三阴本坤元一气所化"，一阴初生，即太阴始开，由此阳明始阖，"天气下为雨"，渐蓄太阴，助太阴以开，更益阳明行"从革"之变。由此可知，

"太阴始开，阳明始阖；太阴渐蓄，阳明始肃；太阴以盛，乾元以健"，太阴之阴初生、渐长、充盈与阳明阖机从庚之用相辅相成，更助益乾元之健。

若逢客气、在泉之气为厥阴风木、少阴君火、少阳相火，是为"反阳"，则人体之阴过耗，水竭自无以涵阳潜元。

3. 冬至日，阳之变也，少阴为枢

三九处于冬至后、大寒节气前，此时地上万物尽灭，而土下水中，乾元之变，实赖少阴枢转。

《伤寒溯源集》云："少阴为一阳初生之处，坎中之阳也。初阳之孕育，必假少阴之体以为之胞胎。人身之真阳，必赖两肾之寒水以为之闭藏。则癸尽甲出，贞下元生矣。故少阴之于子。太极元气，涵三为一而阳气初生。丑为二阳，则阳气方长之候，寒邪值此，阳回而自解矣。"此即言太极元气，孕于少阴坎中，生于子，长于丑。冬三月亥子丑，此谓闭藏，水冰地坼，无扰乎阳，本生意已绝，然十二消息卦中，子之一阳得"复"，生机自此而出。

《素问·阴阳离合论》云："少阴为枢。"少阴涵火、水二象，"夏至，一阴生"，夏之三伏，取夏至后之庚日，以助敛藏；"冬至，一阳生"，冬之三九，取冬至后之九数，以扶生升。其一阴一阳，应水、火二象，即离中真阴、坎中真阳也。可知，此少阴之枢，枢转天地之阴阳，为"阳极转阴、阴极转阳"的气交更变提供枢转之基。

4. 三九治疗之要义

四象脾土之艮土于十二地支对应丑、寅。《释名》："丑，纽也。"《说文解字》："十二月万物动用事，阴气之固结已渐解，故曰纽也。"天地阴寒之气凝滞渐开、缠绕渐解，故万物得以"动用事"而有屈曲欲冒之态，此乃开结破冰之象也。《释名》："寅，演也；演生物也。"正月阳气萌动，上而出，万物因此开始。

综上所述，元阳由敛入于地、闭藏行健到屈曲欲冒、开结破冰、演绎生化，横跨两象脾土。而三九阶段处于冬至后、大寒节气（艮丑承土主事）前，即天道一阳初生后至地道一阳生升前的阶段，故三九治疗的目的是助少阴"转枢"之用、扶脾胃土从"艮"变。

（1）三九治疗，温水暖土，助少阴"转枢"之用

冬至节气，天道一阳初生，而"天地之数，差三十度有奇"，故大寒节气时地道一阳方生，阴结乃解。若冬至少阴一阳之枢失用，则水寒土湿，元阳失其乾健之能，必累及艮丑承土开结破冰之功，更无艮寅启土演化万物之德。故三九治疗，温水暖土，助少阴"转枢"之用。于素体阳虚寒湿体质人群而言，尤为重要。

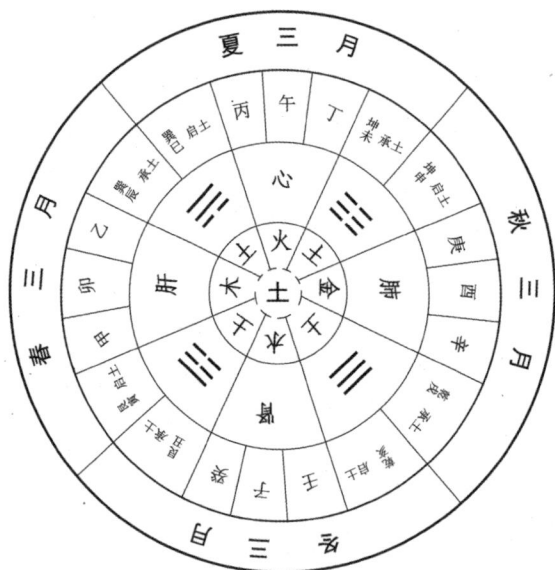

四象承、启之土四时生四脏图

（2）三九治疗，阴中求阳，以防"早艮"

素体肝肾精血不足之人，阴虚不足以涵养乾元，逢少阴"转枢"之时、冬至一阳初生之际，易生风动火，而提前进入"艮"变阶段。故三九治疗，阴中求阳，以防"早艮"。并且此防治须从乾土承启之时进行，此时火灭于上、阳入于地，承乾戌之土性于乾亥之土中以枢转金水之气，行"封藏"之令，应及时滋阴以潜阳。

5.乾土建中三九治疗应用举隅

相较于三伏之每一伏都有其特殊的气运特点及相应脾胃土之状态，三九阶段则完全处于五运六气的末之气阶段。而三九治疗，阴中求阳，以防"早艮"，在乾土阶段就应进行提前干预，尤其逢木火非时之气加临之时。

2017丁酉年三九期间，我们针对临床常见的偏颇体质状态进行乾土建中三九治疗，疗效显著，现具体介绍如下。

在泉之气为少阴君火，这一气运特点对肺肾亏虚型及肝肾精亏型体质状态人群影响较大。乾土阶段加临客气为厥阴风木，故治疗以补益肺肾、阴中求阳为原则。三九阶段加临客气为少阴君火，处于"反阳"格局中，故治疗应以滋养肝肾、引火归元为原则，防止少阴枢转之时即出现"早艮"。肝肾精亏及肺肾亏虚者可选砭石、中药蜡疗、五音疗法（古琴、古筝；商音、羽音）为主，必要时配合放血疗法。中药经方以炙甘草汤、小建中汤合引火汤、乌梅丸加减。

而素体阳虚痰湿型体质人群，因为丁酉年大运木不及，司天之气为阳明燥金，导致整个上半年人体的生发及生长之气皆受压制。因此，三九末之气恰可借时气少阴之火以助阳，治疗以健运脾胃为主，可选坤土建中疗法。

6 小结

（1）三伏取"庚"，其数七，微阴出，阴气庚万物；三九取"九"，阳之变，屈曲究尽、开结破冰。

（2）一阴一阳（离中真阴、坎中真阳也），即应水、火二象。可知，少阴之枢，为"阳极转阴、阴极转阳"的气交更变提供枢转之基。

（3）三九治疗之治则因体质而异。素体精亏之人，"阴中求阳，以防早艮"，并且防治须从乾土承启之时进行。素体阳虚寒湿体质人群，"温水暖土，合化甲己"，助少阴"转枢"之用，同时承启丑寅，扶助乾土从"艮"变。

参考文献

[1]王国强.以高度文化自信推动中医药振兴发展[N].人民日报,2017-02-24(007).

[2]王思成,曹立幸,唐雪春,等.中医外治疗法和技术研究的设计与实施探讨[J].中医药管理杂志,2010,18(9):787-790.

[3]吉文辉.中医的意象思维与意象模式[J].南京中医药大学学报(社会科学版),2004,5(3):134-136.

[4]谢胜,刘园园,彭柳莹,等.基于藏象理论坤土建中疗法的理论构建及其应用探索[J].辽宁中医杂志,2016,43(1):13-15.

[5]秦俊法,李增禧,楼蔓藤.中国的泥土疗法:治病篇(二)[J].广东微量元素科学,2012,19(1):1-20.

[6]尹霞.胃食管反流病的病因和发病机制探讨[J].中国误诊学杂志,2009,9(9):2110-2111.

[7]Jo SY,Kim N,Lim JH,et al. Comparison of Gastroesophageal Reflux Disease Symptoms and Proton Pump Inhibitor Response Using Gastroesophageal Reflux Disease Impact Scale Questionnaire[J]. J Neurogastroenterol Motil,2013,19(1):61-69.

[8]汪晓奕,朱凌云.胃食管反流病中西医治疗的进展[J].世界华人消化杂志,2014,22(4):488-493.

[9]张声生,朱生樑,王宏伟,等.胃食管反流病中医诊疗专家共识意见(2017)[J].中国中西医结合消化杂志,2017,25(5):321-326.

[10]朱日.胃食管反流病的中医辨治[J].中医杂志,2005,49(2):189.

[11]王天龙.胃食管反流病中医临床辨治[J].中医研究,2009,22(4):45-46.

[12]牛晓玲,孙志广.孙志广治疗胃食管反流病经验[J].中医杂志,2009,50(11):979-980.

[13]宋佳，刘汶.刘汶治疗胃食管反流病经验[J].北京中医药,2009,28(7)：505-506.

[14]Correa P. A human model of Gastric Carcinogenesis[J]. Cancer Res，1988，48（13）：3554-3560．

[15]张荫昌.胃癌癌前病变研究的30年进展.中国肿瘤，2001，26（1）：406-407．

[16]葛惠男，江国荣.CAG和PLGC中医药研究存在问题及前景展望[J].江苏中医药，2003，24（10）：12-13．

[17]Sidor K，Semeniuk J，Kaczmarski M，et al. The Clinical Manifestation of Duodeno-Gastroesophageal Reflux（DGER）in the Children and Adolescents[J]. Pol Merkur Lekarski，2008，25（147）：217-220.

[18]Tack J，Koek G，Demedts I，et al. Gastroesophageal Reflux Disease Poorly Responsive to Single-Dose Proton Pump Inhibitors in Patients without Barrett's Esophagus：Acid Reflux，Bile Reflux，or Both？[J].Am J Gastroenteroh，2004，99（66）：981-988.

[19]方宁，张秋霞.三伏灸治疗亟待行业规范[N].中国中医药报，2011-07-21（002）．

[20]张友堂，李艳萍.论《伤寒论》择时治疗法[J].中国中医基础医学杂志，2008，14（12）：884+887.

[21]杨冬梅，朱立春，张学新，等.子午流注法择时口服中药对卵巢储备功能下降月经周期延长的影响[J].中国中医基础医学杂志，2013，10（10）：1159-1161.